健康状况与风险评估
技能训练手册

主　编：郑国华　王婷婷
副主编：赵　芳　郭慧宁　彭向东

科学技术文献出版社
SCIENTIFIC AND TECHNICAL DOCUMENTATION PRESS

·北京·

图书在版编目（CIP）数据

健康状况与风险评估技能训练手册 / 郑国华，王婷婷主编. —北京：科学技术文献出版社，2023.7（2025.1重印）

ISBN 978-7-5235-0361-4

Ⅰ．①健… Ⅱ．①郑… ②王… Ⅲ．①健康—评估—手册 Ⅳ．① R471-62

中国国家版本馆 CIP 数据核字（2023）第 112627 号

健康状况与风险评估技能训练手册

策划编辑：周国臻　　　责任编辑：孙江莉　　　责任校对：王瑞瑞　　　责任出版：张志平

出　版　者	科学技术文献出版社	
地　　　址	北京市复兴路15号　　邮编　100038	
编　务　部	（010）58882938，58882087（传真）	
发　行　部	（010）58882868，58882870（传真）	
邮　购　部	（010）58882873	
官 方 网 址	www.stdp.com.cn	
发　行　者	科学技术文献出版社发行　全国各地新华书店经销	
印　刷　者	北京虎彩文化传播有限公司	
版　　　次	2023 年 7 月第 1 版　2025 年 1 月第 2 次印刷	
开　　　本	787×1092　1/16	
字　　　数	327千	
印　　　张	14.5	
书　　　号	ISBN 978-7-5235-0361-4	
定　　　价	42.00元	

序　言

健康管理是在现代医学模式指导下，应用现代医学和管理学、信息学知识，对个体或群体的健康状况及影响健康的风险因素进行监测、分析与评估，并进行健康促进与干预的连续服务过程。其宗旨是调动个人、集体和社会的积极性，有效地利用有限资源来达到最大的健康效果。作为健康管理过程中关键的技术部分，健康状况与风险评估是通过收集、测量及随访个体健康相关指标及其影响因素的各种信息，评估其完成日常生活活动的能力与健康水平，并利用预测模型确定某一个体目前的健康状况及其发展趋势，了解其未来发生某种特定疾病或因为某种特定疾病导致死亡的可能性，即对个体的健康状况及其未来患病或死亡危险性进行量化评估，为下一步健康干预提供依据。因此，健康状况与风险评估是健康管理的核心环节，其结果可为人们提供健康干预的行动指南，使人们有针对性地实行生活方式管理。

本书内容是《健康状况与风险评估》专著的配套技能训练指导用书，健康状况与风险评估包括健康状况评估和健康风险评估两个部分。健康状况评估主要介绍个体形态学评定、体质评定、重要系统或器官的功能健康、精神与心理健康和社会适应状态各维度健康水平的测量或评估方法，以及亚健康状态、中医体质、生活质量等整体健康状态的评估方法，还介绍了常规体检项目、体检指标的结果解读等实用技能。健康风险评估则重点介绍健康危险因素的识别、评估与管理，疾病风险评估原理与方法，以及常见慢性病风险评估模型的应用等实训技能、老年人群常见健康问题的风险评估等实训技能。本书每个技能训练按照技能训练目的、技能训练内容、技能训练方法和技能训练报告等4个模块进行阐述，适合健康管理专业的相关人员进行实训技能的训练。本书从健康管理的核心技能——健康状态与疾病风险评估着手，既包括健康状态与风险评估的基本理论，使健康管理学的理论体系得到较好的体现，又与实践技能紧密结合，强调基本理论的实际应用，凸显了健康管理学的特色，增强了可操作性。

本书是上海健康医学院健康智库研究项目——中国城市健康生活指数研究的成果之一，书中作者均为上海健康医学院教师。本书既可作为健康生活研究者的参考书，又可作为健康管理专业本科学生和健康管理从业人员学习、提升的资料。

编者

2023.6

目　录

技能训练一　人体形态测定

人体形态评定可以用"测量"和"评价"来描述。"测量"是将一些可以测得的物理量、非物理量转换为数值或记号，进行资料汇集、信息收集的过程。"评价"是对所获得的信息进行加工处理，通过科学分析做出价值判断，赋予被测量事物某种意义的过程。

一、技能训练目的

1. 掌握身高、体重、四肢周径、四肢长度等形态学测量方法和评价。
2. 熟悉常用体表标志点。

二、技能训练内容

1. 技能训练内容
身体形态测定。
2. 技能训练仪器与设备
皮尺、身高测试仪、身高坐高计、体重测量秤。

三、技能训练方法

（一）熟悉体表标志点

需掌握的体表标志点见图1-1。

1. 头及躯干
1）颈点：第七颈椎棘突后端的中心点。
2）胸骨颈静脉切迹：胸骨柄上缘中部。
3）胸骨角：胸骨柄与胸骨体连接处，微向前突，两侧平对第二肋，向后平对第四胸椎下缘。
4）胸中点：左右第四胸肋关节连线与胸骨中心线相交点。
5）腰点：第五腰椎棘突后端的中心点。

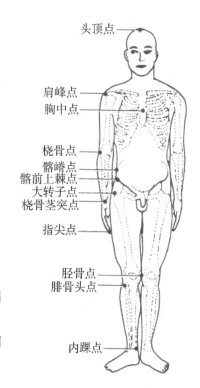

图1-1　人体主要标志点

标注：头顶点、肩峰点、胸中点、桡骨点、髂嵴点、髂前上棘点、大转子点、桡骨茎突点、指尖点、胫骨点、腓骨头点、内踝点

2．上肢

1）肩峰：肩胛冈最外侧的中心点。

2）肱骨内外上髁：肱骨远端两侧突起。

3）尺骨鹰嘴：尺骨上端膨大突起，屈肘时形成明显隆起。

4）桡骨茎突：桡骨远端手腕外侧最尖端点。

5）尺骨茎突：尺骨远端手腕内侧最尖端点。

3．下肢

1）髂嵴：髂骨翼的上缘。

2）髂前上棘：髂嵴前端圆形突起。

3）髂后上棘：髂嵴后端突起。

4）股骨大转子：髂嵴下一掌宽浅凹中，旋转下肢可触及皮下转动。

（二）人体形态测量

1．身高的测量

身高反映了人体的骨骼状况，是身体纵向发育水平的重要指标。

（1）测试仪器

测量仪器常采用电子身高计。

（2）测试方法

身高计进入工作状态，然后将水平压板移至立柱的上端。受检者赤足，背向立柱站立在身高计的底板上，躯干自然挺直，头部正直，两眼平视前方。耳屏上缘与眼眶下缘最低点呈水平位。上肢自然下垂，两腿伸直。两足跟并拢，足尖分开约60°。足跟、骶骨部及两肩胛间与立柱相接触，成"三点一线"站立姿势。

测试人员单手将水平板沿立柱向下滑动至受检者头顶（或水平压板自动移到受检者头顶），等显示屏上显示的数值稳定后，记录显示的数值。记录以 cm 为单位，精确到小数点后一位。测试人员应大声念出读数，以便让受检者知道测量结果，并登记在登录书上。

（3）注意事项

①身高计应选择平坦地面，靠墙放置。

②测试人员移动水平压板时，必须手握"手柄"。

③在测量过程中，不能随意按键。如果已经按键，则必须将水平压板重新放回挡板处，再次按键，使其重新进入工作状态。

④严格执行"三点靠立柱、两点呈水平"的测量要求。

⑤水平压板与头部接触时，松紧要适度，头发蓬松者要压实，妨碍测量的发辫、发结要散开，饰物要取下。

⑥读数完毕，立即将水平压板轻轻推向安全高度，以防碰坏。

2．体重的测量

体重反映人体发育程度和营养状况，是身体横向、纵向发育水平的重要指标。

（1）测试仪器

测量仪器常用电子体重计。

（2）测试方法

仪器进入正常工作状态后，受检者穿短衣裤、赤足，自然站立在体重计踏板的中央，保持身体平稳。等显示屏上显示的数值稳定后，记录显示的数值。记录以 kg 为单位，精确到小数点后一位。测试人员应大声念出读数，并登记在登录书上。

（3）注意事项

①测量时，体重计应放置在平坦地面上。受检者应尽量减少着装。上、下体重计时，动作应轻缓。男、女分开独立测试。

②测量出体重，计算出体质指数（BMI）。BMI = 体重（kg）／身高^2（m^2）

3. 坐高测量

坐高反映了躯干长度，用于评价人体体型和营养状况。

（1）测试仪器

测量仪器常采用坐高测试仪。

（2）测试方法

受检者坐于坐高测试仪的座板上，使骶骨部、两肩胛间靠立柱，躯干自然挺直，头部正直，两眼平视前方，以保持耳屏的上缘与眼眶下缘呈水平位；自然下垂，双手不得撑压座板；两腿并拢，双足平踏在地面上，大腿与地面平行；与小腿呈直角（根据受检者小腿长度，适当调节踏板高度以保持正确测量姿势）。

测试人员站在受检者右侧，将水平压板沿立柱下滑至受检者头顶，两眼与压板呈水平位进行读数。记录以 cm 为单位，精确到小数点后一位。测试人员应大声念出读数，并登记在登录书上。

（3）注意事项

①测量时，受检者应先弯腰使骶骨部紧靠立柱后再坐下，以保证测量正确。

②较矮的幼儿应选择高度适宜的踏板，避免测量时向前滑动。

4. 身体围度的测量

（1）胸围（Chest Circumference）

指胸的围度，反映胸廓大小和胸部肌肉发育的状态。

1）测量器械：带 mm 刻度胸围尺，用前先用钢尺校正，误差不超过 ±0.2%。

2）测量方法：受检者裸上体安静站立，两臂下垂，均匀平静呼吸。测量者面对受检者，将带尺上缘经背侧两肩胛骨下角下缘绕至胸前两乳头的中心点上缘测量。乳房已开始发育的少女，以胸前锁骨中线第四肋处为测量点，带尺围绕胸部的松紧度应适宜（皮肤不产生明显的凹陷）。在受检者呼气末而吸气开始前读数记录，为平静状态下胸围。再令受检者作最大深吸气，终末测其吸气胸围；稍停再令其作最大深呼气，终末测其呼气胸围；二者之差为呼吸差。胸围测试误差不得超过 ±1 cm。

测试人员在受检者呼气末（平静呼吸）时读取数值。测试人员应大声念出读数，并登记在登录书上，测量结果以 cm 为单位，精确到小数点后一位。

3）注意事项

①进行测量时，注意受检者姿势是否正确，如有低头、耸肩、挺胸、驼背等状况，要及时纠正。

②测试人员应严格控制带尺的松紧度。

③如触摸不到肩胛下角，可让受检者扩胸，待触摸清楚后，受检者应恢复正确测量姿势。

④如两侧肩胛下角高度不一致，以低侧为准。

⑤男女分开独立测试。

（2）腰围

腰围是指腰的围度，反映人体躯干体型特点。

1）测试仪器：常用尼龙带尺。

2）测试方法：受检者自然站立，两肩放松，双臂交叉抱于胸前。测试人员面对受检者，将带尺经脐上 0.5～1 cm 处水平绕一周测量。对肥胖者应测量腰部最粗处。

带尺围绕腰部的松紧度应适宜（使皮肤不产生明显凹陷），切勿测量点太高、皮尺拉得太紧。带尺上与"0"点相交的数值即为测量值。测试人员应大声念出读数，并登记在登记书上，记录以 cm 为单位，精确到小数点后一位。

3）注意事项

①测试人员应严格控制带尺的松紧度。

②测量时，受检者被测部位要充分裸露。

③测量时，受检者不能有意识地挺腹或收腹。

④男女分开独立测试。

（3）臀围

臀围是臀部的围度，反映人体躯干下部体型特点和肌肉发育程度。

1）测试仪器：尼龙带尺。

2）测试方法：受检者自然站立，两肩放松。双臂交叉抱于胸前。测试人员立于受检者侧前方，将带尺沿臀大肌最突起处水平围绕一周。带尺围绕臀部的松紧度应适宜（使皮肤不产生明显凹陷）。带尺上与"0"点相交的数值即为测量值。测试人员应大声念出读数，并登记在登记书上，记录以 cm 为单位，精确到小数点后一位。计算出腰臀比。

3）注意事项

①测试人员应严格控制带尺的松紧度。

②测量时，受检者穿短裤、短袖衫。

③测量时，受检者不能有意识地挺腹或收腹。

④男女分开独立测试。

（4）四肢长度测定

测试仪器为尼龙带尺。

1）上肢长度测定：测量时受检者坐位或立位，上肢在体侧自然下垂，肘关节伸展，前臂旋后，腕关节中立位。

上肢全长：测量从肩峰外侧端到桡骨茎突的距离，若包括手长时，测量从肩峰外侧端到中指指尖的距离。

上臂长度：测量从肩峰外侧端到肱骨外上髁的距离。

前臂长度：测量从肱骨外上髁到桡骨茎突的距离，也可以测量从尺骨鹰嘴到尺骨茎突的距离。

手长：测量从桡骨茎突与尺骨茎突连线的中点到中指指尖的距离。

2）下肢长度测量

测试体位：受检者仰卧位，骨盆水平位，下肢伸展，髋关节中立位。

测量方法一：从髂前上棘到内踝的最短距离，或者从股骨大转子到外踝的距离（图1-2）。

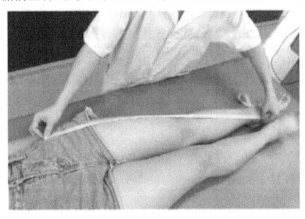

图1-2　下肢长度的测量

测量方法二：脐到内踝的距离。

3）大腿长度测量：股骨大转子到膝关节外侧关节间隙的距离或测量髂前上棘至膝关节内侧间隙的距离（图1-3）。

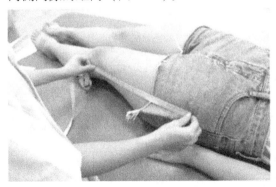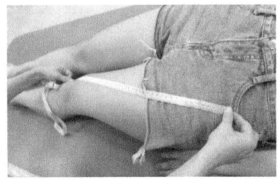

图1-3　大腿长度的测量

4）小腿长度的测量：测量体位为仰卧位。

测量方法：测量膝关节外侧关节间隙至外踝下缘，或者膝关节内侧关节间隙至内踝下缘（图1-4）。

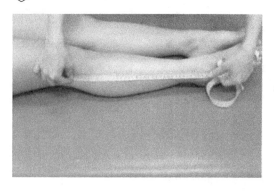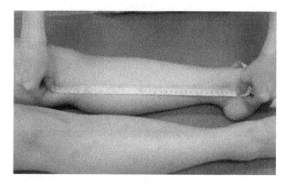

图 1-4　小腿长度的测量

5）足长的测量：踝关节呈中立位，测量从足跟末端到第 2 趾末端的距离（图 1-5）。

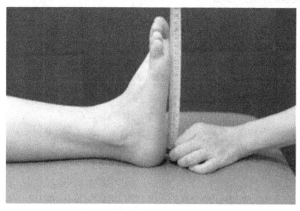

图 1-5　足长度的测量

（5）身体围度的测定

1）上臂围度：受检者上肢于体侧自然下垂，肘关节伸展或屈曲。在上臂肱二头肌最膨隆部测量围度。

2）前臂围度：前臂在体侧自然下垂。在前臂近端最膨隆部测量围度为前臂最大围度。在前臂远端最细部位，测量围度为前臂最小围度。

3）大腿围度：下肢稍外展，膝关节伸展位，从髌骨上缘起向大腿中段每隔 6 cm、8 cm、10 cm、12 cm 处测量围度，在记录结果时应注明测量的部位。

4）小腿围度：体位同上。在小腿最粗的部位和内、外踝最细的部位测量围度，即为最大围度和最小围度。

5）颈围：受检者坐位或站立位，上肢于体侧自然下垂。通过喉结处测量颈部的围度，软尺与地面保持平行。

四、技能训练报告

1. 技能训练目的

围绕本次技能训练课需要了解、熟悉和掌握的内容和思政目标进行撰写。

2. 个体的体格测量结果

两人一组，相互测量上述主要指标并解读结果。

	测量项目	第一次测量	第二次测量	第三次测量	平均值	备注
整体形态	身高					
	体重					
	坐高					
上肢长度	上臂长					
	前臂长					
	手长					
下肢长度	大腿长					
	小腿长					
	足长					
躯干围度	颈围					
	胸围					
	腰围					
	臀围					
上肢围度	上臂围度					
	前臂围度					
大腿围度	髌骨上缘 6 cm					
	髌骨上缘 8 cm					
	髌骨上缘 10 cm					
	髌骨上缘 12 cm					
小腿围度	小腿最大围度					
	小腿最小围度					

（王婷婷）

技能训练二　体质评价

一、技能训练目的

1. 掌握体质评价指标。
2. 熟悉体质评价常用的方法。

二、技能训练内容

1. 技能训练内容
（1）形态指标评价。
（2）功能指标评价。
（3）素质指标评价。
2. 技能训练仪器与设备

血压计、秒表、医用听诊器、电子肺活量计、常用电子握力计、坐位体前屈计、电子纵跳计、电子俯卧撑计、选择反应时计、电子仰卧起坐测试仪或海绵垫（厚度为 2 ~ 5 cm）、闭眼单脚站立测试仪。

三、技能训练方法

（一）形态指标测定

除皮褶厚度外，身高、体重、坐高、胸围均见技能训练一。

1. 测量仪器

皮褶厚度计。

2. 皮褶厚度计的校准校正压力

指针调到"0"位后，须将皮褶厚度计两个接点间的压力调节到国际规定的 10 g/mm² 范围内。左手持皮褶厚度计呈水平位置，在皮褶厚度计的下方测试臂顶端的小孔上挂 200 g 的砝码。再将皮褶厚度计下主弓形臂的根部与该臂顶端的接点呈水平线，此时观察圆盘内指针偏离情况。如指针处在 15 ~ 25 mm，说明两接点的压力符合 10 g/mm² 的要求，无须调节旋钮；如果指针超出 25 mm 以上，说明压力接点压力不足，需通过向左侧方向转动旋钮增加压力，直至指针调到 15~25 mm 为止。反之，则调节旋钮向右转动，减少压力调节指针到规定范围内。指针 ±5 mm 的差异不会影响测定结果。

3. 测量方法

受检者应着背心裤衩或短裤，自然站立，暴露测试部位。测试者选准测量点，用右手握皮褶计使两半形测试臂张开，左手拇指和食指、中指将皮褶捏起，右手持皮褶厚度卡钳，卡在捏起部位下方约 1 cm 处，待指针停稳，立即读数并作记录。每个部位应重复测量 3 次，取中间值或取其均值，测量 3 次中任两次测量误差不得超过 5%，以 mm 计。注意在测量时，左手捏皮褶厚度计时用力应均匀，并保持恒定；皮褶厚度计的位置要放正确；捏皮褶厚度计时，不应连带肌肉；测量过程中，皮褶厚度计的刻度盘和钳口应经常校准。

4. 测量部位

1）上臂部（肱三头肌部位）：上肢自然下垂于身体两侧，于上臂后侧肩峰与尺骨鹰嘴突连线中点处，垂直捏起皮褶厚度计。

2）二头肌：在上臂前侧二头肌肌腹上方，约三头肌皮褶点水平上 1 cm 处，垂直捏起皮褶。

3）肩胛下角：在肩胛下角下部 1~2 cm 处与脊柱呈 45°夹角斜捏起皮褶。

4）髂前上棘：皮褶斜行，腋前线过髋前上嵴上方，沿髂骨翼自然走形处测量。

5）腹部：在脐右侧 2 cm 处，垂直捏起皮褶。

5. 注意事项

1）所有测量要在受检者右侧进行，受检者呈直立位。

2）皮褶应置于皮肤表面，垂直于皱褶，测量点距离拇指和食指边缘处约 1 cm，皮褶游离缘与基底部中间。

3）读数时要捏住皮不能松开。

4）读数前等 1~2 s（不要太长时间）。

5）每一个部分要进行两次测量，如果两次测量结果相差大于 1~2 mm，应重新测试。

6）更换测量点或给予充分时间，让皮肤恢复正常纹理和厚度。

除上述部位外，根据研究需要还可以测颈部、大腿前后侧和小腿腓肠肌部。应当指出，用皮褶厚度计所测的皮下脂肪厚度是皮肤和皮下脂肪组织双倍的和。

（二）机能指标测定

1. 安静脉搏（心率）

安静脉博（心率）是指正常人安静状态下每分钟心跳的次数，可反映人健康状况。

（1）测试仪器

秒表和医用听诊器。

（2）测试方法

受检者取坐位，右前臂平放在桌面上，掌心向上。测试人员坐在右侧，以食指、中指和无名指的指端触压受检者手腕部的桡动脉，测量脉搏。测量幼儿心率时，取平卧位，将听诊器的听诊头放置在心前区（左锁骨中线与第五肋间隙交界处）。

测量脉搏前应先确定受检者为安静状态（以 10 s 为单位，连续测量 3 次 10 s 的脉搏，若其中两次测量值相同并与另一次测量值相差不超过一次，即可认为受检者处于相对安静的状态；否则应适当休息，直至符合要求），然后测量 30 s 的脉搏，所得数值乘以 2 即为测量值。记录以次为单位。

（3）注意事项

①测试前 1 ~ 2 h，受检者不要进行剧烈的身体活动。

②成年和老年人测试前，要静坐 10 min 以上才能进行测试，或用听诊法测量心率。

③幼儿测试可于午睡后进行。

2. 血压

血压是血管内血液对血管壁的侧压力。正常的血压是血液循环流动的前提，血压在多种因素调节下保持正常，从而提供给各组织器官足够的血量，以维持正常的新陈代谢。

（1）测试仪器

测试仪器常用立柱式水银血压计、医用听诊器。

（2）测试方法

受检者取坐位，右臂自然前伸，平放在桌面，掌心向上。血压计"0"位与受检者心脏和右臂袖带应处于同一水平。测试人员捆扎袖带时，应平整、松紧适度，肘窝部要充分暴露。摸准肱动脉的位置，将听诊器听诊头放置其上，使听诊头与皮肤密切接触，但不能用力紧压或塞在袖带下。打气入带，使水银柱急速上升，直到听不到肱动脉搏动声，再升高20 ~ 30 mmHg。随后缓缓放气，当听到第一个脉跳声时，水银柱高度值即为收缩压；继续放气，脉跳声经过一系列变化，脉跳声消逝瞬间的水银柱高度值为舒张压。血压测试力求一次听准，否则重新测量。分别记录收缩压、舒张压，以 mmHg 为单位（1 mmHg = 0.1333 kPa）。

（3）注意事项

①测试前 1 ~ 2 h，受检者不要进行剧烈的身体活动。

②测试前受检者静坐 10 ~ 15 min，稳定情绪，接受测试。

③测试前应检查血压计水银柱是否在"0"位，若不在"0"位，应观察水银柱有无气泡，如有气泡应予排除。

④测试时，上衣袖口不应紧压上臂。

⑤袖带下缘应在肘窝上 2.5 cm 处。

⑥需重测时，应等待血压计水银柱下降至"0"位后再进行。

⑦血压重测者，必须在休息 10 ~ 15 min 后才能进行。对血压持续超出范围者，要及时请现场医务人员观察其情况。

3. 肺活量

肺活量测试肺通气功能，反映人体肺的容积和扩张能力。

（1）测试仪器

测试仪器常用电子肺活量计。

（2）测试方法

测试人员首先将口嘴装在文式管的进气口上，交给受检者。受检者手握定管手柄，将导压软管保持在文式管上方；受检者头部略向后仰，尽力深吸气至不能再吸气，然后，将嘴对准口嘴缓慢地呼气，直到不能呼气。此时，显示屏上显示的数值即为肺活量值。测试两次，在登录书上只记录最大值，以 mL 为单位，不计小数。

（3）注意事项

①测试应使用一次性口嘴，如果需重复使用，必须严格消毒。

②测试前，测试人员应向受检者讲解测试要领，做示范演示，受检者可试吹一次。

③测试时，受检者呼气不可过猛，防止漏气，且必须保持导压软管在文式管上方。

④受检者在呼气过程中，不能再进行吸气。

⑤测试人员要及时纠正受检者用鼻呼气的错误动作。如果无法纠正，可让受检者带上鼻夹或用手捏住鼻子，防止鼻呼气。

⑥下一次测试开始前，须按按键，回到"0"位。

⑦派生指标：

肺活量指数 = 肺活量/体重

其中，肺活量单位为 mL，体重单位为 kg。

4. 台阶试验

详见技能训练三。

（三）素质指标测定

1. 握力

握力反映人体前臂和手部肌肉力量，是成年人和老年人适用的测试指标。

（1）测试仪器

测量仪器常用电子握力计。

（2）测试方法

受检者用有力手握住握力计内外握柄，另一只手转动握距调整轮，调到适宜的用力握距，准备测试。测试时，受检者身体直立，两脚自然分开，与肩同宽，两臂斜下垂，掌心向内用最大力紧握内外握柄。测试两次，记录最大值，以 kg 为单位。

（3）注意事项

①测试时，禁止握力计接触身体或摆臂、下蹲。

②如果受检者不能确定有力手，左右手可各测试两次，记录最大数值。

③每次测试前，须将按键清空回零。

2. 坐位体前屈

坐位体前屈是测量在静止状态下的躯干、腰、髋等关节可能达到的活动幅度，主要反映这些部位的关节、韧带和肌肉的伸展性、弹性及身体柔韧素质的发展水平，是全年龄段的测试指标。

（1）测试仪器

测量仪器常用坐位体前屈计。

（2）测试方法

测试人员打开电源开关，将游标推到导轨近端。受检者面向仪器坐在垫子上，双腿向前伸直，脚跟并拢，蹬在测试仪的挡板上，脚尖自然分开。测试人员调整导轨高度，使受检者脚尖平齐于游标下缘。测试时，受检者双手并拢，掌心向下平伸，膝关节伸直上体前屈，用双手中指指尖推动游标平滑前进，直到不能推动。此时，显示屏上显示的数值即为测试值。测试两次，记录最大值，以 cm 为单位，精确到小数点后一位。

（3）注意事项

①测试前，受检者应做好准备活动。

②测试时，受检者双臂不能突然前振，不能用单手前推游标，膝关节不能弯曲。

③每次测试前，测试人员都要将游标推到导轨近端位置。

④测试人员要正确填写受检者测试值的" ＋ "、" － "号。

⑤如果受检者测试值小于 －20 cm，按" －20 cm"记录。

3．纵跳

纵跳是反映人体腿部爆发力的指标，是成年甲组的测试指标。

（1）测试仪器

测量仪器常用电子纵跳计。

（2）测试方法

受检者踏上纵跳板，双足自然分开，呈直立姿势，准备测试。当看到显示屏上显示出"0.0"时，开始测试。受检者屈膝半蹲，双臂尽力后摆，然后向前上方快速摆臂，双腿同时发力，尽力垂直向上跳起。当受检者落回纵跳板后，显示屏显示出测试数值。测试两次，记录最大值，以 cm 为单位，精确到小数点后一位。

（3）注意事项

①起跳时，受检者双腿不能移动或有垫步动作。

②起跳后至落地前，受检者不能出现屈髋、屈膝等动作。

③如果受检者没有落回到纵跳板上，测试失败，需重新测试。

④每次测试前，须待仪器自动清空回零或按键清空回零。

4．俯卧撑

俯卧撑反映人体上肢、肩背部肌肉力量及持续工作能力，是成年甲组男子的测试指标。

（1）测试仪器

测量仪器常用电子俯卧撑测试仪。

（2）测试方法

受检者双臂伸直，分开与肩同宽，手指向前，双手撑在测试板上。躯干伸直，两腿向后伸直。测试人员调节上下两对红外发射接收器和反射器的高度，使其在受检者身体处在撑起标准姿势时，能阻断上端的红外信号，且身体处在下降标准姿势时，能阻断下端的红外信号。此时，测试人员按测试板上的回零键后，再按下红色按钮，受检者听到蜂鸣器"嘀"的一声响后，屈臂使身体平直下降至肩与肘处在同一水平面上；然后，将身体平直撑起，恢复到开始姿势，为完成一次俯卧撑动作。受检者须连续不断地重复此动作，当完成一次俯卧撑动作的时间超过 5 s 或在某一姿势停留超过 3 s 时，测试仪将自动终止测试。测试人员直接记录。

（3）注意事项

①测试时，如果出现受检者身体未保持平直或身体未下降至肩与水平面的情况时，该次俯卧撑动作不计数。

②按键开始下一次测试。

③测试时，受检者不可翘臀或塌腰。

5. 1 分钟仰卧起坐

1 分钟仰卧起坐反映人体腰腹部肌肉的力量及持续工作能力。适用于小学 3~6 年级学生和中学、大学各年级女生及成年甲组女性。

（1）测试器材

电子仰卧起坐测试仪或海绵垫（厚度为 2~5 cm）、秒表。

（2）测试方法

1）电子仪器测试：测试前，受检者两手手指交叉抱于脑后，两腿稍分开，仰卧于测试板上。根据受检者躯干和下肢的长度调节托膝架和搁脚板位置，使受检者屈膝呈 90°，并调节红外发射接收器和反射器的高度，使受检者在上体坐直时时能阻断其红外信号。将托膝架移开，按下测试板上的红色"开始"键。受检者听到蜂鸣器"嘀"的一声响后，双手抱头、收腹使躯干完成坐起动作；双肘关节触及或超过双膝后，还原至开始姿势为完成一次仰卧起坐动作。受检者须连续不断地重复此动作，持续运动 1 min。当受检者听到结束提示音后，测试结束。测试人员直接记录显示屏上显示的数值，以次为单位。

2）人工测试：受检者仰卧于海绵垫上，由同伴压住小腿踝部，测试动作同上。测试人员计时并记录受检者的完成次数。

（3）注意事项

①测试时，如果受检者借用肘部撑起或臀部上挺后下压的力量完成起坐，或双手未抱头，或双肘未触及或未超过双膝，或还原仰卧姿势时背部未触及垫子，则该次仰卧起坐不计数。

②测试中，测试人员随时向受检者报告已完成次数。

6. 闭眼单脚站立

闭眼单脚站立反映人体平衡能力，是成年人和老年人的测试指标。

（1）测试仪器

测量仪器常用电子闭眼单脚站立测试仪。

（2）测试方法

受检者双脚依次踏上测试板，其中，习惯支撑脚站在中间踏板上，另一只脚站在周边踏板上，显示屏上显示"0"，同时蜂鸣器发出声响，当受检者闭眼抬起周边踏板上的脚时，蜂鸣器停止发声，测试仪开始计时。当受检者的支撑脚移动或抬起脚着地时，蜂鸣器发出声响，表明测试结束。显示屏上显示测试值。测试两次，记录最好成绩，以 s 为单位，不计小数。

（3）注意事项

①测试前，双脚要依次踏上测试台，站稳后，方可进行测试。

②在测试过程中，受检者不能睁眼。

③测试人员要注意保护受检者。

④每次测试前，须待仪器自动清空回零或按键清空回零。

7. 选择反应时

选择反应时反映人体神经与肌肉系统的协调性和快速反应能力，是成年人和老年人的测试指标。

（1）测试仪器

测量仪器常用电子选择反应时测试仪。

（2）测试方法

开始测试时，受检者五指并拢伸直，用中指远节按住"启动"键。当任意一个信号键发出信号时（声、光同时发出），用同一只手以最快速度按向该"信号"键，然后，再次按住"启动"键，等待下一个信号的发出，每次测试须完成5个信号的应答，当所有信号键都同时发出声、光信号时，表示测试结束。显示屏上显示测试值，测试两次，记录最小值，以 s 为单位，保留小数点后两位。

（3）注意事项

①测试时，受检者不要用力拍击信号键。

②受检者按住"启动"键·直要等到信号键发出信号后，才能松手，否则测试无法正常进行。

③按"启动"键开始下一次测试。

四、技能训练报告

1. 技能训练目的

围绕本次技能训练课需要达到的思政目标和技能要求撰写。

2. 评定标准与结果

《国民体质测定标准》中单项指标 5 等级评分的表示为 1 分、2 分、3 分、4 分和 5 分。划分的等级表示被评价者某项指标在整体中所处的位置（该整体为受检者所在年龄段和性别人群），评分越高状况越好（表 2 - 1），综合评分见表 2 - 2。评定的标准见附表 2 - 1 至附表 2 - 11。

表2-1 其他单项指标5级评分理论界值点

	1分	2分	3分	4分	5分
百分位数	P_3	P_{10}	P_{35}	P_{65}	P_{90}
理论%	7	25	30	25	10

表2-2 成年人综合评级标准

等级	得分	
	20~39岁	40~59岁
一级（优秀）	>33分	>26分
二级（良好）	30~33分	24~26分
三级（合格）	23~29分	18~23分
四级（不合格）	<23分	<18分

附：《国民体质测定标准》（引自《国民体质标准手册》）

附表2-1 身高体重评分标准（男）

身高段（cm）	体重（kg）				
	1分	3分	5分	3分	1分
144.0~144.9	<36.6	36.6~37.6	37.7~48.2	48.3~52.3	>52.3
145.0~145.9	<37.1	37.1~38.1	38.2~49.0	49.1~53.0	>53.0
146.0~146.9	<37.7	37.7~38.6	38.7~49.8	49.9~53.8	>53.8
147.0~147.9	<38.3	38.3~39.2	39.3~50.6	50.7~54.6	>54.6
148.0~148.9	<38.9	38.9~39.7	39.8~51.4	51.5~55.4	>55.4
149.0~149.9	<39.9	39.9~40.4	40.5~52.1	52.2~56.2	>56.2
150.0~150.9	<40.5	40.5~41.1	41.2~52.9	53.0~57.1	>57.1
151.0~151.9	<41.0	41.0~41.7	41.8~53.8	53.9~58.0	>58.0
152.0~152.9	<41.6	41.6~42.4	42.5~54.6	54.7~59.0	>59.0
153.0~153.9	<42.2	42.2~43.2	43.3~55.6	55.7~59.8	>59.8
154.0~154.9	<42.8	42.8~44.0	44.1~56.7	56.8~60.9	>60.9
155.0~155.9	<43.4	43.4~44.7	44.8~57.8	57.9~61.9	>61.9
156.0~156.9	<44.0	44.0~45.4	45.5~58.8	58.9~62.9	>62.9
157.0~157.9	<44.5	44.5~46.0	46.1~59.7	59.8~61.0	>64.0
158.0~158.9	<45.0	45.0~46.9	47.0~61.8	61.9~65.1	>65.1

身高段（cm）	体重（kg）				
	1分	3分	5分	3分	1分
159.0 ~ 159.9	< 45.5	45.5 ~ 47.6	47.7 ~ 61.9	62.0 ~ 66.1	> 66.1
160.0 ~ 160.9	< 46.0	46.0 ~ 18.5	18.6 ~ 62.9	63.0 ~ 67.2	> 67.2
161.0 ~ 161.9	< 46.7	46.7 ~ 49.2	19.3 ~ 63.8	63.9 ~ 68.2	> 68.2
162.0 ~ 162.9	< 47.3	47.3 ~ 50.1	50.2 ~ 64.9	65.0 ~ 69.0	> 69.0
163.0 ~ 163.9	< 47.8	47.8 ~ 51.0	51.1 ~ 65.9	66.0 ~ 70.1	> 70.1
164.0 ~ 164.9	< 48.4	48.4 ~ 51.6	51.7 ~ 67.0	67.1 ~ 71.0	> 71.0
165.0 ~ 165.9	< 48.9	48.9 ~ 52.2	52.3 ~ 67.8	67.9 ~ 72.1	> 72.1
166.0 ~ 166.9	< 49.4	49.4 ~ 53.0	53.1 ~ 68.7	68.8 ~ 72.9	> 72.9
167.0 ~ 167.9	< 49.9	49.9 ~ 53.6	53.7 ~ 69.6	69.7 ~ 73.8	> 73.8
168.0 ~ 168.9	< 50.5	50.0 ~ 54.3	54.4 ~ 70.4	70.5 ~ 75.0	> 75.0
169.0 ~ 169.9	< 51.2	51.2 ~ 55.0	55.1 ~ 71.2	71.3 ~ 75.9	> 75.9
170.0 ~ 170.9	< 52.0	52.0 ~ 55.7	55.8 ~ 72.1	72.2 ~ 76.8	> 76.8
171.0 ~ 171.9	< 52.7	52.7 ~ 56.6	56.7 ~ 73.1	73.2 ~ 77.9	> 77.9
172.0 ~ 172.9	< 53.5	53.5 ~ 57.5	57.6 ~ 74.0	74.1 ~ 79.1	> 79.1
173.0 ~ 173.9	< 54.1	54.1 ~ 58.3	58.4 ~ 75.0	75.1 ~ 80.0	> 80.0
174.0 ~ 174.9	< 54.6	54.6 ~ 59.2	59.3 ~ 75.9	76.0 ~ 81.1	> 81.1
175.0 ~ 175.9	< 55.2	55.2 ~ 60.0	60.1 ~ 76.9	77.0 ~ 82.0	> 82.0
176.0 ~ 176.9	< 55.9	55.9 ~ 60.8	60.9 ~ 77.9	78.0 ~ 83.0	> 83.0
177.0 ~ 177.9	< 56.5	56.5 ~ 61.3	61.4 ~ 78.9	79.0 ~ 84.1	> 84.1
178.0 ~ 178.9	< 57.1	57.1 ~ 62.1	62.2 ~ 80.0	80.1 ~ 85.0	> 85.0
179.0 ~ 179.9	< 57.7	57.7 ~ 62.7	62.8 ~ 81.2	81.3 ~ 86.1	> 86.1
180.0 ~ 180.9	< 58.4	58.1 ~ 63.3	63.4 ~ 82.1	82.5 ~ 87.1	> 87.1
181.0 ~ 181.9	< 58.9	58.9 ~ 64.2	64.3 ~ 83.5	83.6 ~ 88.1	> 88.1
182.0 ~ 182.9	< 59.5	59.5 ~ 64.9	65.0 ~ 84.7	84.8 ~ 89.1	> 89.1
183.0 ~ 183.9	< 60.2	60.2 ~ 65.7	65.8 ~ 85.7	85.8 ~ 90.2	> 90.2
184.0 ~ 184.9	< 60.8	60.8 ~ 66.4	66.5 ~ 86.8	86.9 ~ 91.2	> 91.2
185.0 ~ 185.9	< 61.4	61.4 ~ 67.1	67.2 ~ 87.7	87.8 ~ 92.2	> 92.2

身高段（cm）	体重（kg）				
	1 分	3 分	5 分	3 分	1 分
186.0～186.9	<62.0	62.0～67.9	68.0～89.8	89.9～93.3	>93.3
187.0～187.9	<62.7	62.7～68.7	68.8～89.7	89.8～94.4	>94.4
188.0～188.9	<63.3	63.3～69.4	69.5～90.8	90.9～95.5	>95.5
189.0～189.9	<64.0	64.0～70.4	70.5～91.7	91.8～96.6	>96.6
190.0～190.9	<64.6	64.6～71.1	71.2～92.7	92.8～97.7	>97.7

附表 2－2 身高体重评分标准（女）

身高段（cm）	体重（kg）				
	1 分	3 分	5 分	3 分	1 分
140.0～140.9	<33.5	33.5～36.4	36.5～50.3	50.4～54.3	>54.3
141.0～141.9	<34.2	34.2～36.9	37.0～51.0	51.1～54.9	>54.9
142.0～142.9	<34.8	34.8～37.4	37.5～51.7	51.8～55.6	>55.6
143.0～143.9	<35.4	35.4～37.8	37.9～52.3	52.4～56.2	>56.2
144.0～144.9	<36.0	36.0～38.4	38.5～52.9	53.0～56.9	>56.9
145.0～145.9	<36.6	36.6～38.9	39.0～53.5	53.6～57.6	>57.6
146.0～146.9	<37.3	37.3～39.4	39.5～54.1	54.2～58.3	>58.3
147.0～147.9	<37.9	37.9～39.8	39.9～54.7	54.8～58.9	>58.9
148.0～148.9	<38.4	38.4～40.3	40.4～55.3	55.4～59.6	>59.6
149.0～149.9	<39.0	39.0～40.8	40.9～55.9	56.0～60.3	>60.3
150.0～150.9	<39.6	39.6～41.4	41.5～56.5	56.6～61.0	>61.0
151.0～151.9	<40.2	40.2～42.0	42.1～57.1	57.2～61.7	>61.7
152.0～152.9	<40.8	40.8～42.6	42.7～57.8	57.9～62.5	>62.5
153.0～153.9	<41.5	41.5～43.2	43.3～58.4	58.5～63.3	>63.3
154.0～154.9	<42～1	42.1～43.9	44.0～59.1	59.2～64.0	>64.0
155.0～155.9	<42.7	42.7～44.6	44.7～59.7	59.8～64.7	>64.7
156.0～156.9	<43.3	43.3～45.3	45.4～60.3	60.4～65.4	>65.4
157.0～157.9	<43.9	43.9～46.0	46.1～61.0	61.1～66.1	>66.1
158.0～158.9	<44.5	44.5～46.6	46.7～61.7	61.8～66.8	>66.8

续表

身高段（cm）	体重（kg）				
	1分	3分	5分	3分	1分
159.0~159.9	<45.2	45.2~47.3	47.4~62.3	62.4~67.4	>67.4
160.0~160.9	<45.8	45.8~48.0	48.1~63.0	63.1~68.2	>68.2
161.0~161.9	<46.3	46.3~48.7	48.8~63.7	63.8~68.9	>68.9
162.0~162.9	<47.0	47.0~49.4	49.5~64.4	64.5~69.6	>69.6
163.0~163.9	<47.6	47.6~50.1	50.2~65.1	65.2~70.3	>70.3
164.0~164.9	<48.3	48.3~50.8	50.9~65.8	65.9~71.0	>71.0
165.0~165.9	<48.9	48.9~51.5	51.6~66.5	66.6~71.7	>71.7
166.0~166.9	<49.6	49.6~52.3	52.4~67.2	67.3~72.3	>72.3
167.0~167.9	<50.3	50.3~52.9	53.0~67.9	68.0~73.0	>73.0
168.0~168.9	<51.0	51.0~53.7	53.8~68.6	68.7~73.6	>73.6
169.0~169.9	<51.7	51.7~54.5	54.6~69.4	69.5~74.3	>74.3
170.0~170.9	<52.5	52.5~55.4	55.5~70.2	70.3~74.9	>74.9
171.0~171.9	<53.3	53.3~56.1	56.2~71.0	71.1~75.6	>75.6
172.0~172.9	<54.1	54.1~56.9	57.0~71.8	71.9~76.5	>76.5
173.0~173.9	<54.9	54.9~57.7	57.8~72.6	72.7~77.2	>77.2
174.0~174.9	<55.8	55.8~58.5	58.6~73.5	73.6~77.9	>77.9
175.0~175.9	<56.5	56.5~59.5	59.6~74.4	74.5~78.6	>78.6
176.0~176.9	<57.3	57.3~60.2	60.3~75.1	75.2~79.3	>79.3
177.0~177.9	<58.1	58.1~60.9	61.0~76.0	76.1~80.0	>80.0
178.0~178.9	<58.9	58.9~61.6	61.7~76.8	76.9~80.7	>80.7
179.0~179.9	<59.7	59.7~62.2	62.3~77.7	77.8~81.5	>81.5
180.0~180.9	<60.5	60.5~63.1	63.2~78.5	78.6~82.2	>82.2
181.0~181.9	<61.3	61.3~63.6	63.7~79.3	79,4~82.9	>82.9
182.0~182.9	<62.1	62.1~64.3	64.4~80.0	80.1~83.7	>83.7
183.0~183.9	<62.9	62.9~65.0	65.1~80.8	80.9~84.6	>84.6
184.0~184.9	<63.7	63.7~65.7	65.8~81.6	81.7~85.3	>85.3

附表 2－3　20～59 岁成年人肺活量评分表　　　　　　单位：mL

年龄	性别	1 分	2 分	3 分	4 分	5 分
20～24 岁	男	2369～2847	2848～3464	3465～3984	3985～4634	>4634
20～24 岁	女	1423～1873	1874～2354	2355～2779	2780～3259	>3259
25～29 岁	男	2326～2849	2850～3459	3460～3969	3970～4624	>4624
25～29 岁	女	1396～1834	1835～2364	2365～2769	2770～3244	>3244
30～34 岁	男	2240～2749	2750～3344	3345～3874	3875～4544	>4544
30～34 岁	女	1320～1781	1782～2339	2340～2759	2760～3242	>3242
35～39 岁	男	2135～2619	2620～3209	3210～3739	3740～4349	>4349
35～39 岁	女	1295～1734	1735～2249	2250～2674	2675～3159	>3159
40～44 岁	男	2007～2449	2450～3084	3085～3599	3600～4223	>4223
40～44 岁	女	1228～1629	1630～2149	2150～2573	2574～3074	>3074
45～49 岁	男	1900～2307	2308～2964	2965～3464	3465～4099	>4099
45～49 岁	女	1160～1519	1520～2049	2050～2459	2465～2979	>2979
50～54 岁	男	1770～2164	2165～2779	2780～3254	3255～3914	>3914
50～54 岁	女	1115～1469	1470～1977	1978～2374	2375～2899	>2899
55～59 岁	男	1669～2059	2060～2644	2645～3124	3125～3769	>3769
55～59 岁	女	1095～1374	1375～1854	1855～2249	2250～2769	>2769

附表 2－4　20～59 岁成年人台阶试验评分标准

年龄	性别	1 分	2 分	3 分	4 分	5 分
20～24 岁	男	42.1～46.1	46.2～52.0	52.1～58.0	58.1～67.6	>67.6
20～24 岁	女	40.9～46.1	46.2～52.2	52.3～58.0	58.1～67.1	>67.1
25～29 岁	男	42.1～46.1	46.2～51.9	52.0～58.3	58.4～68.1	>68.1
25～29 岁	女	40.7～46.8	46.9～53.2	53.3～59.1	59.2～68.6	>68.6
30～34 岁	男	41.4～46.1	46.2～52.2	52.3～58.3	58.4～68.1	>68.1
30～34 岁	女	39.5～47.0	47.1～53.7	53.8～59.9	60.0～69.1	>69.1
35～39 岁	男	41.3～46.1	46.2～52.2	52.3～58.7	58.8～68.1	>68.1
35～39 岁	女	37.0～46.8	46.9～53.8	53.9～60.3	60.4～69.7	>69.7
40～44 岁	男	37.8～46.5	46.6～53.5	53.6～59.9	60.0～70.2	>70.2
40～44 岁	女	31.5～46.8	46.9～54.8	54.9～61.5	61.6～71.3	>71.3

年龄	性别	1分	2分	3分	4分	5分
45～49 岁	男	35.5～46.3	46.4～53.5	53.6～60.3	60.4～70.2	>70.2
45～49 岁	女	30.0～45.6	45.7～54.4	54.5～61.5	61.6～71.3	>71.3
50～54 岁	男	31.5～45.8	45.9～53.5	53.6～59.9	60.0～69.7	>69.7
50～54 岁	女	27.9～43.8	43.9～54.1	54.2～61.5	61.6～71.3	>71.3
55～59 岁	男	29.9～44.7	44.8～53.2	53.3～59.9	60.0～69.7	>69.7
55～59 岁	女	27.3～39.8	39.9～52.8	52.9～60.3	60.4～70.2	>70.2

附表 2-5　20～59 岁成年人选择反应时评分标准　　　　　单位：s

年龄	性别	1分	2分	3分	4分	5分
20～24 岁	男	0.69～0.61	0.60～0.50	0.49～0.44	0.43～0.39	<0.39
20～24 岁	女	0.79～0.66	0.65～0.53	0.52～0.46	0.45～0.40	<0.40
25～29 岁	男	0.73～0.63	0.62～0.52	0.51～0.45	0.44～0.39	<0.39
25～29 岁	女	0.82～0.69	0.69～0.56	0.55～0.48	0.47～0.42	<0.42
30～34 岁	男	0.76～0.66	0.65～0.53	0.52～0.47	0.46～0.41	<0.41
30～34 岁	女	0.86～0.71	0.70～0.58	0.57～0.50	0.49～0.43	<0.43
35～39 岁	男	0.78～0.67	0.66～0.55	0.54～0.48	0.47～0.41	<0.41
35～39 岁	女	0.86～0.74	0.73～0.59	0.58～0.51	0.50～0.44	<0.44
40～44 岁	男	0.81～0.71	0.70～0.60	0.59～0.49	0.48～0.43	<0.43
40～44 岁	女	0.90～0.76	0.75～0.62	0.61～0.52	0.51～0.44	<0.44
45～49 岁	男	0.86～0.73	0.72～0.61	0.60～0.51	0.50～0.43	<0.43
45～49 岁	女	0.94～0.81	0.80～0.65	0.64～0.54	0.53～0.45	<0.45
50～54 岁	男	0.90～0.77	0.76～0.62	0.61～0.53	0.52～0.44	<0.44
50～54 岁	女	0.96～0.85	0.84～0.67	0.66～0.56	0.55～0.46	<0.46
55～59 岁	男	0.93～0.80	0.79～0.65	0.64～0.55	0.54～0.45	<0.45
55～59 岁	女	0.97～0.88	0.87～0.69	0.68～0.58	0.57～0.48	<0.48

附表 2-6　成人握力评分标准　　　　　单位：kg

年龄	性别	1分	2分	3分	4分	5分
20～24 岁	男	29.6～36.9	37.0～43.5	43.6～49.2	49.3～56.3	>56.3
20～24 岁	女	18.6～21.1	21.2～25.7	25.8～29.8	29.9～35.0	>35.0
25～29 岁	男	32.6～38.3	38.4～44.8	44.9～50.4	50.5～57.6	>57.6

年龄	性别	1分	2分	3分	4分	5分
25～29 岁	女	19.2～21.7	21.8～26.1	26.2～30.1	30.2～35.3	>35.3
30～34 岁	男	32.2～38.0	38.1～44.9	45.0～50.6	50.7～57.6	>57.6
30～34 岁	女	19.8～22.3	22.4～26.9	27.0～30.9	31.0～36.1	>36.1
35～39 岁	男	31.3～37.2	37.3～44.4	44.5～50.2	50.3～57.7	>57.7
35～39 岁	女	19.6～22.3	22.4～27.0	27.1～31.2	31.3～36.4	>36.4
40～44 岁	男	30.0～36.4	36.5～43.4	43.5～49.5	49.6～56.7	>56.7
40～44 岁	女	19.1～22.0	22.1～26.9	27.0～31.0	31.1～36.5	>36.5
45～49 岁	男	29.2～35.4	35.5～42.4	42.5～48.5	48.6～55.4	>55.4
45～49 岁	女	18.1～21.2	21.3～26.0	26.1～30.3	30.4～35.7	>35.7
50～54 岁	男	27.2～32.7	32.8～40.3	40.4～46.3	46.4～53.2	>53.2
50～54 岁	女	17.1～20.1	20.2～24.8	24.9～28.9	29.0～34.2	>34.2
55～59 岁	男	25.9～31.4	31.5～38.5	38.6～43.9	44.0～50.7	>50.7
55～59 岁	女	16.3～19.2	19.3～23.5	23.6～27.6	27.7～32.7	>32.7

附表 2－7　20～39 岁成年人仰卧起坐评分标准（女）　　　　单位：次

年龄	性别	1分	2分	3分	4分	5分
20～24 岁	女	1～5	6～15	16～25	26～36	>36
25～29 岁	女	1～3	4～11	12～20	21～30	>30
30～34 岁	女	1～3	4～10	11～19	20～28	>28
35～39 岁	女	1～2	3～6	7～14	15～23	>23

附表 2－8　20～39 岁成年人纵跳标准　　　　单位：cm

年龄	性别	1分	2分	3分	4分	5分
20～24 岁	男	19.9～24.8	24.9～32.3	32.4～38.4	38.5～45.8	>45.8
20～24 岁	女	12.7～15.8	15.9～20.5	20.6～24.7	24.8～30.0	>30.3
25～29 岁	男	19.6～23.9	24.0～31.3	31.4～36.8	36.9～43.6	>43.6
25～29 岁	女	12.4～15.0	15.1～19.7	19.8～23.4	23.5～28.5	>28.5
30～34 岁	男	18.4～22.3	22.4～29.3	29.4～34.7	34.8～41.1	>41.1
30～34 岁	女	12.0～14.5	14.6～18.7	18.8～22.6	22.7～27.7	>27.7
35～39 岁	男	17.8～21.4	21.5～27.9	28.0～33.0	33.1～39.5	>39.5
35～39 岁	女	11.5～13.7	13.8～17.8	17.9～21.3	21.4～26.1	>26.1

附表 2-9　20～39 岁成年人俯卧撑评分标准　　　　　　　　　　　　　　　　单位：次

年龄	性别	1 分	2 分	3 分	4 分	5 分
20～24 岁	男	7～12	13～19	20～27	28～40	>40
25～29 岁	男	5～10	11～17	18～24	25～35	>35
30～34 岁	男	4～10	11～15	16～22	23～30	>30
35～39 岁	男	3～6	7～11	12～19	20～27	>27

附表 2-10　成年人坐位体前屈评分标准　　　　　　　　　　　　　　　　　单位：cm

年龄	性别	1 分	2 分	3 分	4 分	5 分
20～24 岁	男	-3.5～1.7	1.8～8.9	9.0～14.1	14.2～20.1	>20.1
20～24 岁	女	-2.1～2.8	2.9～9.4	9.5～14.3	14.4～20.2	>20.2
25～29 岁	男	-5.5～0.9	1.0～7.8	7.9～13.4	13.5～19.7	>19.7
25～29 岁	女	-3.5～1.9	2.0～8.2	8.3～13.9	14.0～19.7	>19.7
30～34 岁	男	-7.0～0.1	0.0～6.4	6.5～11.9	12.0～18.3	>18.3
30～34 岁	女	-4.0～1.6	1.7～7.9	8.0～13.3	13.4～19.2	>19.2
35～39 岁	男	-8.7～2.4	-2.3～4.9	5.0～10.7	10.8～17.1	>17.1
35～39 岁	女	-8.7～2.4	-2.3～4.9	5.0～10.7	10.8～17.1	>17.1
40～44 岁	男	-9.4～3.8	-3.7～3.9	4.0～9.9	10.0～16.2	>16.2
40～44 岁	女	-5.9～0.1	0.2～6.5	6.6～11.9	12.0～17.9	>17.9
45～49 岁	男	-10.0～4.4	-4.3～3.2	3.3～9.1	9.2～15.9	>15.9
45～49 岁	女	-6.3～0.1	0.0～6.1	6.2～11.8	11.9～15.9	>17.9
50～54 岁	男	-10.7～5.6	-5.5～2.1	2.2～7.9	8.0～14.8	>14.8
50～54 岁	女	-6.5～0.6	0.5～5.9	6.0～11.4	11.5～17.9	>17.9
55～59 岁	男	-11.2～6.3	-6.2～1.7	1.8～7.2	7.3～13.8	>13.8
55～59 岁	女	-6.6～0.8	0.7～5.7	5.8～11.1	11.2～17.7	>17.7

附表 2-11　成年人闭眼单脚站立评分标准　　　　　　　　　　　　　　　　单位：s

年龄	性别	1 分	2 分	3 分	4 分	5 分
20～24 岁	男	3～5	6～17	14～18	42～98	>98
20～24 岁	女	3～5	6～15	16～36	34～90	>90
25～29 岁	男	3～5	5～14	15～35	36～85	>85
25～29 岁	女	3～5	6～14	15～32	33～84	>84

年龄	性别	1分	2分	3分	4分	5分
30~34 岁	男	3~4	5~12	13~29	30~74	>74
30~34 岁	女	3~4	5~12	13~28	29~72	>72
35~39 岁	男	3	4~11	12~17	28~69	>69
35~39 岁	女	3	4~9	10~23	24~62	>62
40~44 岁	男	3	4~9	10~21	22~54	>54
40~44 岁	女	3	4~7	8~18	19~45	>45
45~49 岁	男	3	4~8	9~19	20~48	>48
45~49 岁	女	2	3~6	7~15	16~39	>39
50~54 岁	男	3~4	5~7	8~16	17~39	>39
50~54 岁	女	2	3~5	6~13	14~33	>33
55~59 岁	男	2	3~6	7~13	14~33	>33
55~59 岁	女	2	3~5	6~10	11~26	>26

（王婷婷）

技能训练三　心肺适能及其测评

通过心肺适能的测量可以评价受检者的心肺血管机能状况，通过和健康标准得分进行对比，从而确定受检者的个人健康状况，为其制订运动处方提供数据支持。

一、技能训练目的

1. 掌握定量负荷评价的方法。
2. 熟悉心肺适能的评价方法。

二、技能训练内容

1. 技能训练内容
（1）安静状态下心血管适能的测评。
（2）心血管适能的间接测量与评价。
　　要对心血管适能做出比较全面的评价，应当测量在相对安静状态，定量负荷状态及最大负荷状态下的机能反应，因为在安静状态下，普通人和经常锻炼者或运动员的心脏机能表现无显著性差异，只有在强度较大的负荷下，才能表现出明显的差异。在定量负荷下测评的方法较多，最大摄氧量和无氧阈是心肺适能测评的标准测量指标。测评方法分为间接测评法和直接测评法，有直接反映心脏泵血功能的最大心输出量测量和反映机体氧气摄取和利用能力的最大吸氧量测量，也有间接推测心血管适能的台阶试验、20 米往返跑试验、12 分钟跑走试验等各种运动负荷试验。
　　令受检者承受一定的负荷后，根据恢复期的脉率、血压等生理指标的不同变化来评定受检者心血管系统机能的试验，统称为定量负荷试验。定量负荷试验主要包括如下几个步骤：首先，测量相对安静状态下的脉搏与血压等生理指标；其次，测量运动后即刻脉率或恢复期的脉率和血压；最后，计算评定指数或描记生理指标曲线图，并根据评定标准予以评价。
　　2. 技能训练仪器与设备
秒表、听诊器、血压计、心电图仪、节拍器、台阶试验测验仪、台阶、跑步机。

三、技能训练方法

（一）安静状态下心血管适能的测评

1. 安静时心率的测量与评价

（1）脉搏触摸法

1）测量部位：凡浅表、靠近骨骼的大动脉均可测量脉搏，最常选用桡动脉，其次为颞动脉、颈动脉。

2）测量仪器：秒表。

3）测量方法（以桡动脉为例）：被测者取舒适卧位，检查者用食指、中指、无名指的指端按于被测者手腕内侧桡动脉处，手指压力以清楚触到脉搏为宜。其他动脉的测量，用食指、中指和无名指的指腹轻压在动脉处，测量出 10 s 或者 30 s 动脉跳动的次数，然后换算成 1 min 脉搏记录。测试前，先连续测量 3 个 10 s 的脉搏数，以判断是否处于相对安静状态。如果 3 次测量值相同或者其中两个值相同并与另一个相差不超过 1 次，即可正式测量，并换算成 1 min 脉搏次数，记录单位为次/min。

（2）听诊法

1）测量部位：心前区左侧第五肋间心尖部位。

2）测量仪器：听诊器、秒表。

3）测量方法：受检者取坐位或者卧位，检查者坐在受检者对面或者站在受检者卧床的右侧。检查者将听诊器耳件塞入外耳道，使耳件的弯曲方向与外耳道一致，向前弯曲。用右手拇指、食指、中指持听诊器胸件，紧贴受检者心尖搏动处，听取心率，与触摸法同样的方法计数。

（3）心电图记录法

1）测量仪器：心电图机。

2）测量方法：将心电图机的连接线连接好，受检者摘下眼镜、手表等金属物品及微型电器，在安放的电极夹及相应的身体部位用酒精棉球擦拭以方便导电。按照标准导联的方式接好电极，电极夹安放在手部腕关节屈侧上方 35 cm 处，足部在小腿下端内踝上方 3 ~ 5 cm 处。电极放置后开始观察并记录心电图，截取波形稳定的几个连续周期，打印出心电图记录，纸上的横向每小格为 0.04 s，每大格为 0.2 s，然后算出 PP 间期为多少秒。用 60 去除即为每分钟的心率次数。也可以记住常用的数字，5 大格等于 60 次/min，4 大格等于 75 次/min，3 大格为 100 次/min。

（4）评价

一般用基础心率均线和波动差来评价安静时心率。而安静时心率要求受检者经过至少 5 min 静坐休息后，连续测量 3 次 30 s 心率，以判断受检者是否处于相对安静状态。3 次测量结果一致时，换算成 1 min 脉搏。安静时心率在一些定量负荷试验前进行测量。

基础心率指的是每天清晨、静卧、空腹、清醒状态的晨脉。针对 7 ~ 18 岁的健康青少年，可连续记录 7 天的晨脉，将 7 天之和除以 7 就可以得到平均基础心率，对照均值评价表做出评价（表 3－1）。将 7 天基础心率的最大值减去最小值，求得心率波动差值，对照基础心率波动差值评价表（表 3－2）做出评价。

表 3－1　基础心率均线与评价表

心率	一	二	三	四	五	六	七	均值评价
95								
94								
93								
92								基础心率太快，心脏功能差，建议到医院做进一步检查。
91								
90								评价等级：差
89								
88								
87								
86								
85								
84								
83								基础功能很快，心脏功能较差，平时太缺乏锻炼。
82								
81								评价等级：下
80								
79								
78								
77								
76								
75								基础功能较快，心脏功能一般，可以承受一定强度的负荷锻炼。
74								
73								
72								评价等级：中
71								
70								

心率	一	二	三	四	五	六	七	均值评价
69								
68								基础心率正常，心脏功能较好，保持锻炼。评价等级：良
67								
66								
65								
64								
63								
62								
61								
60								
59								基础心率较慢，心脏功能好，保持锻炼。评价等级：优秀
58								
57								
56								
55								

表 3 - 2　基础心率波动值评价

等级	周基础心率均值（次/min）	周基础心率波动值（次）
优	55	1 ~ 3
良	65	4 ~ 6
中	75	7 ~ 9
下	85	10 ~ 12
差	90	13 以上

2. 立、卧位姿势脉搏差的测量与评价

测量方法参照脉搏触摸法。受检者仰卧至脉搏安定后，测量 1 min 脉搏为卧位脉搏。站立待脉搏安定后，测量 1 min 脉搏为立位脉搏。立、卧位脉搏差等于立位脉搏减去卧位脉搏，差值越小，表明心机能越好。

评价：6 ~ 11 次为好；12 ~ 19 次为一般；20 次以上为差。

3. 克林普顿测量与评价

克兰普顿测量是根据姿势改变引起脉搏和血压的变化来评价循环机能的方法。测试方法如下。

①受检者仰卧至脉搏安定，测量仰卧状态受检者 1 min 脉搏，并测量收缩压。

②受检者站立至脉搏安定，测量站立状态受检者 1 min 脉搏，并测量收缩压。

③计算评价指数

脉搏差 = 站立 1 min 脉搏数 - 卧位 1 min 脉搏

血压差 = 站立收缩压 - 卧位收缩压

脉搏差越小，血压差越大，表明心血管机能越好。

（二）心血管适能的间接测量与评价

1. 定量负荷试验

（1）30 s 20 次蹲起测试

1）测试仪器：秒表、节拍器或事先录制好的录音带。

2）测试方法：令受检者静坐 3～5 min，测量 10 s 的稳定脉率，再记录。然后按口令（节拍器或录音节奏）做 30 s 20 次蹲起动作。蹲起动作由直立姿势始，两足自然开立与肩同宽，两肩自然下垂。下蹲时必须全蹲，而且足跟不许离地，同两臂前摆成前平举，起立时还原，最后一个蹲起动作一结束，即取坐位连续测量恢复期 1～3 min 的前 10 s 脉率，共测 3 次，再把它换算成 1 min 脉率记录。

负荷后脉搏上升率（%）= $\left[\left(P_2 - P_1\right)/P_1\right] \times 100\%$

3）评价：由于定量负荷的运动量不大，脉率变化不甚显著，恢复期也较短。负荷后的即刻脉率比安静脉率增加 70% 以上，若 3 min 内不能回复到安静水平者，其心血管机能适应能力较差。恢复期脉搏越接近安静时脉搏，表明心血管功能越好。上升率在 70% 以内，可视为心功能正常。

（2）15 s 原地快跑

先测安静时的心率、血压。然后要受检者尽最大努力原地快跑 15 s，如百米冲刺。按上法测恢复期前 4 min 内的 4 次心率、血压。根据完成负荷后心率及血压的升降幅度、恢复时间，评价反应类型。

1）正常反应型：负荷后收缩压和心率适度上升，舒张压适度下降（5～30 mmHg）或保持不变。心率、血压在负荷后 3～5 min 恢复到负荷前水平。

2）紧张性增高反应型：负荷后收缩压明显升高，达 180～200 mmHg，舒张压也升高 10～20 mmHg。心率增高明显，恢复时间延长。多见于训练水平不高或初次参加训练者。

3）紧张性不全反应型：负荷后舒张压显著下降，到 0 mmHg 时仍可听到音响。即"无休止音"现象。有两种可能：一是"无休止音"现象保持在 2 min 以上，收缩压上升不明显，心率增加明显，恢复时间明显延长，该现象说明受检者功能不良，或早期过度训练。二是"无休止音"现象负荷后第 2 min 就消失，收缩压较高，说明受检者心脏收缩力较强，心率快，致使心舒期缩短，该现象见于训练有素的少年运动员在激烈比赛后的即刻状态。

4）梯形反应型：恢复期第 1 min 收缩压上升不多，第 2～3 min 水平较高，以后逐渐下降。心率明显增加，舒张压上升或不变，心率和血压恢复时间明显延长。说明受检者进行体力负荷时心脏功能逐渐减弱，恢复期的第 2～3 min 后，因心脏得到相对休息，收缩力又有所改善，表现为梯形上升。反映出受检者心血管功能不良，多见于过度训练的早、中期，或病后身体尚未恢复阶段。

（3）体位平均血压指数

卧位血压差 = （收缩压 - 舒张压）/3 + 舒张压

立位血压差 = （收缩压 - 舒张压）/3 + 舒张压

体位平均血压指数 = （立位血压差 - 卧位血压差）/立位血压差 ×100

评价：0.0 以上为上等；-18 ~ 0.0 为中等；-18 以下为下等。

2. 最大运动负荷试验

Bruce 跑步试验。该试验要求受检者按照预先设定好的运动负荷程序（表3-3）在跑步机上完成跑步运动，直至运动力竭，记录受检者最大持续运动时间 T（min），然后分别依据预测公式（表3-4）计算 VO_{2max}。Bruce 跑步试验是最为常见的冠心病诊断和 VO_{2max} 预测实验。

表3-3 Bruce 跑步实验运动负荷方案

阶段	持续时间（min）	速度（km/h）	坡度（%）
1	3	1.7	10
2	3	2.5	12
3	3	3.4	14
4	3	4.2	16
5	3	5.0	18
6	3	5.5	20
7	3	6.0	22

表3-4 Bruce 跑步实验中 VO_{2max} 的推算公式

人群	推算公式
经常运动的男性	$VO_{2max} = 3.778 \times T$（min）+ 0.19
不经常运动的男性	$VO_{2max} = 3.298 \times T$（min）+ 4.07
心脏病人	$VO_{2max} = 2.327 \times T$（min）+ 9.48
健康成年人	$VO_{2max} = 6.70 - 2.82 \times$（性别）+ 0.056 \times T$（min）

注：VO_{2max} 单位为 mL/kg/min；经常运动的男性、不经常运动的男性和心脏病人的运动持续时间单位为分钟；健康成年人的运动持续时间单位为秒。男性为1，女性为2。

四、技能训练报告

1. 技能训练目的

围绕本次实验课需要达到的思政目标和技能要求撰写。

2. 结果的测量和评价

教师示范后，学生 2 人一组进行安静时心率的测量与评价、心血管适能的间接测量与评价。

（王婷婷）

技能训练四　平衡功能评定

一、技能训练目的

1. 掌握平衡评定的方法。
2. 熟悉平衡评定的评价标准。

二、技能训练内容

1. 内容
（1）平衡反应评定。
（2）静态姿态稳定性评定。
（3）动态姿势稳定性评定。
（4）Berg 平衡量表。
2. 工具
秒表、尺子、椅子、小板凳和台阶。

三、技能训练方法

（一）平衡反应评定

平衡反应检查包括如下内容。

1. 坐位平衡反应
1）检查体位：被检查者坐在椅子上。
2）检查方法：评定者将患者上肢向一侧牵拉（图 4-1）。
3）阳性反应：患者头部和躯干出现向中线的调整，被牵拉的一侧出现保护性反应，对侧上下肢伸展并外展。
4）阴性反应：患者头部和躯干未出现向中线的调整，未出现保护性反应和平衡反应。

2. 跪位平衡反应
1）检查体位：患者跪位。
2）检查方法：评定者牵拉患者的一侧上肢，使之倾斜（图 4-2）。

3）阳性反应：患者头部和躯干出现向中线的调整，被牵拉的一侧出现保护性反应，对侧上下肢伸展并外展。

4）阴性反应：患者头部和躯干未出现向中线的调整，被牵拉的一侧和对侧未出现保护性反应和平衡反应。

3. 迈步反应

1）检查体位：患者站立位。

2）检查方法：评定者向左、右、前、后方向推动患者（图4－3）。

3）阳性反应：为了保持平衡，患者快速向左、右、前、后方跨出一步，头部和躯干出现调整。

4）阴性反应：患者不能为保持平衡而快速跨步，头部和躯干不出现调整。

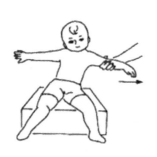
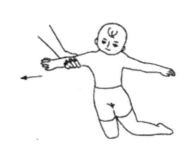
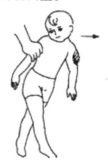

图4－1　坐位平衡反应　　　　图4－2　跪位平衡反应　　　　图4－3　迈步反应

（二）静态姿势稳定性评定

1）平衡评定：坐位平衡，睁眼站立平衡，闭眼站立平衡。

2）双脚前后站立：睁眼双脚前后站立，闭眼双脚前后站立。

3）站立在泡沫塑料垫上：睁眼双脚站在泡沫塑料垫上；闭眼双脚站在泡沫塑料垫上；睁眼双脚前后站在泡沫塑料垫上；闭眼双脚前后站在泡沫塑料垫上。

4）单脚站立：睁眼单脚站立；闭眼单脚站立；单脚站立转头；单脚站在泡沫塑料垫上。

（三）动态姿势稳定性评定

①睁眼行走25步，记录跌倒次数；闭眼行走25步，记录跌倒次数。

②睁眼在泡沫塑料垫上走25步，记录跌倒次数；闭眼在泡沫塑料垫上走25步，记录跌倒反应次数。

③在阶梯训练器上，每一只脚上下阶梯各10次。

（四）站立和步态评定

睁眼在短距离的直线上行走，然后闭眼行走。

（五）Berg 平衡量表

Berg 平衡量表（Berg Balance Scale，BBS）由 Katherine Berg 于 1989 年首先报道，随后经国外学者大量的信度和效度研究后，对 Berg 平衡量表予以充分的肯定。该量表为综合功能评定量表，它通过观察多种功能活动来评价患者重心主动转移的能力，对患者坐、站位下的静态平衡进行全面检查。Berg 平衡量表作为一个标准化的评定方法，已广泛应用于临床各种疾病，也是评定脑卒中患者平衡功能最常用的评定量表之一。

1. 评定工具

秒表、尺子、椅子、小板凳和台阶，椅子的高度要适当。

2. 评定内容

评定内容见表 4－1。

表 4－1 Berg 平衡量表

检查序号	评定内容	分数
1	从坐位站起	4
2	无支持站立	4
3	无支持坐位	4
4	从站立位坐下	4
5	转移	4
6	闭目站立	4
7	双脚并拢站立	4
8	站立位时上肢向前伸展并向前移动	4
9	站立位时从地面拾起物品	4
10	站立位转身向后看	4
11	转身360°	4
12	站立位将一只脚放在凳子上	4
13	两脚一前一后站立	4
14	单腿站立	4

3. 评分标准

Berg 平衡量表包含14个评定项目，根据患者完成动作的质量，将每个评定项目分为0～4分5个等级予以记分。4分表示能够正常完成所测试的动作，0分表示不能完成或需要中等或大量帮助才能完成。最高分为56分，最低分为0分。

四、技能训练报告

1. 技能训练目的

围绕本次实验课需要达到的思政目标和技能要求撰写。

2. 评定标准

（1）两人一组进行平衡反应评定、静态姿势稳定性评定、动态姿势稳定性评定、站立和步态评定。

（2）互相角色扮演，练习 Berg 平衡量表的评定。

3. 结果分析

平衡与步行能力关系密切。Berg 量表评分结果为：0～20分，提示平衡功能差，患者需乘坐轮椅；21～40分，提示有一定的平衡能力，但有跌倒的危险，患者可在辅助下步行；41～56分，说明平衡功能较好，患者可独立步行。

附：Berg 平衡量表

（1）从坐位站起

4分　不用手扶能够独立地站起并保持稳定。

3分　用手扶着能够独立地站起。

2分　几次尝试后自己用手扶着站起。

1分　需要他人少量帮助才能站起或保持稳定。

0分　需要他人中等或最大力量的帮助才能站起或保持稳定。

（2）无支持站立

4分　能够安全站立2 min。

3分　在监视下能够站立2 min。

2分　在无支持的条件下能够站立30 s。

1分　需要若干次尝试才能无支持站立达30 s。

0分　无帮助时不能站立30 s。

（3）无支持坐位（双脚着地或放在凳子上）

4分　能够安全地保持坐位2 min。

3分　在监视下能够保持坐位2 min。

2分　能坐30 s。

1分　能坐10 s。

0分　无靠背支持，不能坐10 s。

（4）从站立位坐下

4分　最少力量地用手帮助安全地坐下。

3分　借助于双手能够控制身体的下降。

2分　用小腿的后部顶住椅子来控制身体的下降。

1分　独立地坐，但不能控制身体的下降。

0 分　需要他人帮助坐下。

（5）转移

4 分　稍用手扶着就能安全地转移。

3 分　绝对需要用手扶着才能安全地转移。

2 分　需要口头提示或监视才能转移。

1 分　需要一个人的帮助。

0 分　为了安全，需要两个人的帮助或监视。

（6）闭目站立

4 分　能够安全地站立 10 s。

3 分　监视下能够安全地站立 10 s。

2 分　能站立 3 s。

1 分　闭眼不能达 3 s 但站立稳定。

0 分　为了不摔倒而需要两个人的帮助。

（7）双脚并拢站立

4 分　能够独立地将双脚并拢并安全站立 1 min。

3 分　能够独立地将双脚并拢并在监视下站立 1 min。

2 分　能够独立地将双脚并拢，但不能保持 30 s。

1 分　需要别人帮助将双脚并拢，但能够双脚并拢站 15 s。

0 分　需要别人帮助将双脚并拢，双脚并拢站立不能保持 15 s。

（8）站立位时上肢向前伸展并向前移动

上肢向前伸展达水平位，检查者将一把尺子放在指尖末端，手指不要触及尺子。测量的距离是被测试者身体从垂直位到最大前倾位时手指向前移动的距离。

4 分　能够向前伸出 >25 cm。

3 分　能够安全地向前伸出 >12 cm。

2 分　能够安全地向前伸出 >5 cm。

1 分　上肢可以向前伸出，但需要监视。

0 分　在向前伸展时失去平衡或需要外部支持。

（9）站立位时从地面拾起物品

4 分　能够安全轻易地从地面拾起物品。

3 分　能够将物品拾起，但需要监视。

2 分　伸手向下达 2~5 cm，且独立地保持平衡，但不能将物品拾起。

1 分　试着伸手向下拾物品的动作时需要监视，但仍不能将物品拾起。

0 分　不能试着做伸手向下拾物品的动作，或需要帮助免于失去平衡或摔倒。

（10）站立位转身向后看

4 分　从左右侧向后看，重心转移良好。

3 分　仅能从一侧向后看，另一侧重心转移较差。

2 分　仅能转向侧面，但身体的平衡可以维持。

1 分　转身时需要监视。

0 分　需要帮助以防失去平衡或摔倒。

（11）转身 360°

4 分　在≤4 s 的时间内，安全地转身 360°。

3 分　在≤4 s 的时间内，仅能从一个方向安全地转身 360°。

2 分　能够安全地转身 360°，但动作缓慢。

1 分　需要密切监视或口头提示。

0 分　转身时需要帮助。

（12）站立时将一只脚放在凳子上

4 分　能够安全且独立地站立，并将一只脚放在凳子上，在 20 s 内完成 8 次。

3 分　能够独立地站，完成 8 次的时间 >20 s。

2 分　无须辅助工具在监视下能够完成 4 次。

1 分　需要少量帮助能够完成 >2 次。

0 分　需要帮助以防止摔倒或完全不能做。

（13）两脚一前一后站立

4 分　能够独立地将双脚一前一后地排列（无距离）并保持 30 s。

3 分　能够独立地将一只脚放在另一只脚的前方（有距离）并保持 30 s。

2 分　能独立地迈一小步并保持 30 s。

1 分　向前迈步需要帮助，但能够保持 15 s。

0 分　迈步或站立时失去平衡。

（14）单腿站立

4 分　能够独立抬腿并保持 >10 s。

3 分　能够独立抬腿并保持 5～10 s。

2 分　能够独立抬腿并保持 3 s。

1 分　试图抬腿，不能保持 3 s，但可维持独立站立。

0 分　不能抬腿或需要帮助以防摔倒。

（王婷婷）

技能训练五　神经系统评估

一、技能训练目的

本实验为综合性实验。通过本次技能训练，帮助同学们掌握神经系统的基本结构和功能，了解和掌握神经系统评估常用的方法和技术。掌握正常的神经生理反射、病理反射、脑膜刺激征的评估。熟悉肌力和肌张力、脊柱压痛及叩击痛的评估。了解脊柱四肢的评估内容。

二、技能训练内容

神经系统功能评估是神经系统疾病治疗、康复和健康管理的基础，评估须细致且详尽。评估目的不仅仅限于对疾病进行诊断，而是需要客观、准确地评定神经系统生理状态，功能障碍的原因、性质、部位、范围、严重程度发展趋势、预后和转归，为康复治疗和健康管理计划的制订提供科学依据。评估可以用或不用仪器，这种评估应在健康管理或康复的前、中、后期至少各进行一次。根据评估结果，制定、修改健康管理或康复治疗计划，并且对其效果和结局做出客观评价。

一般来说，完整的神经系统评估包括以下多个方面的内容。

1）运动学评定：包括肌力评定、关节活动范围评定、步态分析等。

2）神经反射评定：包括神经反射发育评定、神经系统损害评定等。

3）电生理学评定：包括肌电图、诱发电位、神经传导速度等。

4）心肺功能评定：包括心电图分级运动试验、肺功能测试等。

5）有氧活动能力评定：包括能量消耗、最大吸氧量、代谢当量测定等。

6）平衡能力评定：包括静态和动态平衡功能评定等。

7）医学心理学评定：包括精神、心理行为、感知和认知功能评定等。

8）言语和吞咽功能评定。

9）日常生活能力和就业能力鉴定。

以上评估内容很多在其他系统的评估已有专题论述，如运动学评定、心肺功能、有氧活动能力、平衡能力、医学心理学评定、日常生活能力和就业能力鉴定等。在神经系统评估中，很难、也不需要对上述所有内容进行评估。本次技能训练重点学习神经系统评定常见的评定技术和方法，包括意识状态、精神状态、神经生理反射、病理反射、脑膜刺激征、肌力和肌张力、脊柱压痛及叩击痛的评估。

三、技能训练方法

（一）技能训练准备

技能训练前准备好叩诊锤、棉签等。剪短指甲。

案例引导

案例 1. 患者李某，男，58 岁，右侧肢体无力，不能言语 5 h。患者于清晨起床时无明显诱因出现右侧肢体无力，瘫坐在地，右侧肢体不能活动，不能回答问话，口眼歪斜。无伴头痛、头晕，无恶心呕吐、抽搐。既往 6 年前发现糖尿病，治疗不规范。体格检查：血压 140/90 mmHg，心率 86 次/min，神志清醒，混合型失语，双眼左侧凝视，双侧瞳孔不等大等圆，右侧直径 2.5 mm，左侧瞳孔直径 2 mm，对光反射灵敏，左侧眼裂变小，右侧鼻唇沟变浅，伸舌偏右，右侧肢体肌力 0 级，右侧病理征可疑，右侧偏身感觉减退，脑膜刺激征（－）。患者发病数天前曾出现右侧肢体无力，数分钟后完全缓解。怀疑患者可能发生左侧颈内动脉脑血栓形成。请根据患者所患疾病的临床特点说明定位诊断及依据、定性诊断及依据、诊断、鉴别诊断、诊治措施。

案例 2. 患者李某，男，65 岁，初中文化。3 个月前突发左侧肢体无力、麻木，按"脑梗死"治疗后病情逐渐恢复。近 1 个月反应慢，理解力差，记忆减退。脑部核磁共振检查（MR）无新发梗死，血液化验检查正常。请检查和评估患者的认知功能恢复情况。

（二）神经系统功能的评定过程

神经系统功能的评定过程应当包括：确定方向（定向），明确病变部位（定位），弄清病变性质和原因（定性）。只有完成了这一过程，才能制订出全面、妥善的健康管理、康复治疗措施。

1. 明确方向

确定某种身体状况是否为神经系统疾病或病变，是否主要累及神经系统是进行神经系统评定需要解决的问题。及时进行定向诊断，有利于患者尽快得到恰当的处理。实际上，心血管、呼吸、内分泌等内、外、妇、儿科疾病常合并有神经系统损害，还有些疾病，如骨、关节、周围血管结缔组织等疾病，其症状也可类似神经系统疾病。因此，评定神经系统功能时，要强调整体观念，要全面了解病情和病损可能累及的器官和系统，确定评定方向，这样才能避免只重视局部而忽视整体的片面观点，要抓住主要矛盾，做出正确的判断，及时处理。

2. 准确定位

根据临床上表现出神经症状和体征，结合神经解剖、生理和病理等方面的知识，常可确定神经病变所在的部位。神经系统的病变部位根据其病损范围可分为局灶性、多灶性、弥漫性及系统性病变四大类。

在分析病变的分布和范围之后，还需进一步明确其具体部位，如病变是在中枢（脑、脊髓）还是在周围神经？病变在脑部或脊髓哪一个节段上？对于颅内病变，应分析病灶在脑膜还是在脑实质？在脑内还应进一步判断在哪一个部位？对于椎管内的病变，在定位诊断时应力求确定病灶的上界、下界、髓内、髓外、硬膜内、硬膜外。如为脑神经损伤，应确定是核上病变、核性病变抑或核下病变？周围神经病变则应判明是根性病变、神经丛病变还是神经干病变等。

3. 定性诊断

定性诊断是建立在定位诊断的基础上，将年龄、性别、病史特点、体检所见以及各种辅助检查结合在一起进行分析。病史中特别要重视起病情况和病程特点这两方面的资料。一般而言，当急性发病，迅速达到疾病的高峰，应考虑血管病变、急性炎症、外伤或中毒等；当发病缓慢，逐渐恶化，病程中无明显缓解现象，则多为肿瘤或变性疾病；呈间歇发作性发病形式，则多为癫痫、偏头痛或周期性瘫痪等。当病程中出现缓解与复发交替出现的情况，常为多发性硬化的表现。现将神经系统几类主要疾病的临床特点列述于下。

1）脑血管病：起病急骤，症状可在几秒、几分钟、几小时或几天内达到高峰。多见于中老年人，既往常有高血压病、动脉粥样硬化、心脏病、糖尿病及高脂血症等病史。神经症状中以偏瘫较多见。如年轻患者突然头痛、出现脑膜刺激症状者，多为脑动脉瘤或血管畸形破裂引起的蛛网膜下腔出血。

2）感染性疾病：起病呈急性或亚急性，病情多于数日、少数于数周内达高峰。神经系统症状较广泛弥散，多伴有全身感染中毒的症状。有针对性地进行微生物学、血清学、寄生虫学及脑脊液等有关检查，可进一步明确感染的性质和原因。

3）外伤：多有明显外伤史，呈急性起病。但也有外伤较轻，经过一段时间以后发病，如慢性硬膜下血肿。要详细询问外伤经过，以区别其是否先发病而后受伤，如癫痫发作后或脑卒中后的头部外伤。X 线及 CT 检查有助于诊断。

4）肿瘤：起病缓慢，病情呈进行性加重。但某些恶性肿瘤或转移瘤发展迅速，病程较短。颅内肿瘤除常有的局部定位症状外，尚有颅内压增高的征象。患脊髓肿瘤时，可出现逐渐进展的脊髓压迫症状和脑脊液蛋白增高现象。X 线、同位素扫描、B 型超声波检查有助于发现转移瘤原发病灶。

5）变性：起病及病程经过缓慢，呈进行性加重，有好发的年龄段，其病理改变有系统性，如肌萎缩性侧索硬化、遗传性共济失调等。过去曾将多种原因不明的慢性进行性神经系统疾病归为变性病，由于检测手段的进展，已将其中的一些疾病逐渐确定与代谢障碍、遗传、慢性病毒感染以及免疫异常等有关。

6）其他：有中毒、代谢和营养障碍、遗传性疾病等。神经系统中毒性疾患可呈急性或慢性发病，其原因有化学品、毒气、生物毒素、食物及药物中毒等，诊断中毒时必须结合病史调查及必要的化验检查方能确定。代谢和营养障碍发病缓慢，病程较长，在全身症状的基础上出现神经症状。某些代谢和营养障碍常引起较固定的神经症状，如维生素 B_1 缺乏常发生多发性神经炎、Wernicke 脑病，维生素 B$_{12}$缺乏发生亚急性联合变性，糖尿病引起多发性神经病等。神经系统遗传病多见于儿童及青年期发病，家族中可有同样疾病，其症状和体征繁多，部分具有特征性症状，如先天性肌强直症出现的肌强直，肝豆状核变性出现的角膜色素环等，为这些疾病的诊断提供了重要依据。

（三）病史采集（Taking the History）

请患者自己陈述与神经系统有关的感受和疾病发生经过。根据其病状发生的先后次序，有重点、有系统地记录下来。

1. 主诉（Chief Complaint）

内容主要是患者在疾病过程中感受最痛苦，并促使其就诊的最主要原因，包括主要症状、发病时间和疾病变化或演变情况。

2. 现病史（Present History）

是病史中最重要的部分，是主诉的延伸。包括发病后到本次就诊时症状发生和演变的过程，各种症状发生的时间关系和相互关系，以及发病前的诱因和前驱症状等。通常让患者用自己的语言描述自己的症状。

3. 既往史（Past History）

包括患者既往的健康状况和曾经的疾病、手术、外伤、预防接种及过敏史等，特别是与目前所患疾病有关的病史，对于探究病因和进行鉴别诊断有重要意义。神经系统疾病应着重询问以下几项：①外伤及手术；②感染；③内科疾病；④过敏及中毒。

4. 个人史（Personal History）

主要了解患者的生长发育情况、出生情况及其母亲妊娠时的健康状况，社会经历、职业及工作性质、生活习惯与嗜好（烟酒嗜好及用量，毒麻药的滥用情况等），婚姻史及性接触史，饮食、睡眠的规律和质量，右利手、左利手或双利手等；妇女需询问月经和生育史。

5. 家族史（Family History）

对神经系统遗传性疾病的诊断非常重要，神经系统遗传性疾病并不少见。如进行性肌营养不良症、遗传性共济失调症、橄榄脑桥小脑萎缩症等在临床都很常见。

（四）神经系统检查方法

神经系统检查是临床神经科医生的基本技能之一，检查所获得的体征同样为疾病的诊断提供重要的临床依据。

1. 一般检查

一般检查是指对患者的一般状况如意识、精神状态、脑膜刺激征和头部、颈部、躯干、四肢等进行的检查和评估。

（1）意识状态

评价患者的意识是否清醒及意识障碍的程度。国际上常用 Glasgow 昏迷评定量表评价意识障碍的程度。该量表最初用于头颅外伤患者的意识水平评估，现在可用于其他急性神经系统疾病中。但此量表有一定局限性，故 1978 年此量表被修订为 Glasgow - Pittsburg 量表，总分为 35 分。需灵活掌握量表的使用。

（2）精神状态

是否有认知、情感、意志、行为等方面异常，如错觉、幻觉、妄想、情绪不稳和情感淡漠等；并通过对患者的理解力、定向力、记忆力、计算力、判断力等检查，判定是否有智能障碍。可采用简易精神状态检查表（Minimum Mental State Examination，MMSE）和 Loewenstein 认知功能评定表（Loewenstein Occupational Therapy Cognitive Assessment，LOTCA）。

简易精神状态检查表或称简易精神状态量表，由 Folstein 等人于 1975 年编制，简单易行，是最具影响的标准化智力状态检查工具之一。作为认知障碍检查工具，它可用于阿尔茨海默症的筛查。

（3）脑膜刺激征

包括颈项强直、Kernig 征、Brudzinski 征等。见于脑膜炎、蛛网膜下腔出血、脑炎、脑水肿及内压增高等，深昏迷时脑膜刺激征可消失。

（4）头部和颈部

1）头颅部

①视诊。观察头颅大小，是否大头、小头畸形；外形是否对称，有无尖头、舟状头畸形，以及肿物、凹陷、手术切口及瘢痕等；透光试验对儿童脑积水有诊断价值。

②触诊。头部有无压痛、触痛、隆起、凹陷，婴儿需检查囟门是否饱满，颅缝有无分离等。

③叩诊。头部有无叩击痛，叩击脑积水患儿颅骨时有空瓮音（Macewen 征）。

④听诊。颅内有血管瘤、血管畸形、大动脉部分阻塞时，病灶上方可闻及血管杂音。

2）面部及五官：观察有无面部畸形、面肌抽动或萎缩、色素脱失或沉着，面部血管痣见于脑 - 面血管瘤，面部皮脂腺瘤见于结节性硬化症。观察患者的眼部有无眼睑下垂、眼球内陷或外凸、角膜溃疡，以及角膜缘褐绿色的色素环，见于肝豆状核变性等；观察患者有无鼻部畸形、鼻窦区压痛，口部唇裂、疱疹等。

3）颈部：观察双侧是否对称，有无疼痛、颈强、活动受限、姿势异常（如痉挛性斜颈、强迫头位）和双侧颈动脉搏动是否对称等。强迫头位及颈部活动受限见于后颅窝肿瘤、颈椎病变；颈项粗短、后发际低、颈部活动受限见于颅底凹陷症和颈椎融合症；颈动脉狭窄者颈部可闻及血管杂音。

（5）躯干和四肢

注意有无脊柱前凸、后凸、侧弯畸形、脊柱强直和脊膜膨出（如脊髓空洞症和脊髓型共济失调可见脊柱侧凸），以及棘突隆起、压痛和叩痛等；有否翼状肩胛；四肢有无肌萎缩、疼痛、握痛等；有无指趾发育畸形、弓形足等；皮下瘤结节和皮肤牛奶咖啡斑见于神经纤维瘤病。

2. 脑神经（Cranial Nerve）检查

（1）嗅神经（Ⅰ）

先询问患者有无主观嗅觉障碍如嗅幻觉等。然后让患者闭目，闭塞其侧鼻孔，用松节油、肉桂油和杏仁等挥发性物质，或香皂、牙膏和香烟等置于患者受检的鼻孔，令其说出是何气味或做出比较。因刺激性物质如醋酸、酒精和福尔马林等可刺激三叉神经末梢，故不能用于嗅觉检查；鼻腔如有炎症或阻塞时不能做此检查。嗅神经和鼻本身病变可出现嗅觉减退或消失，嗅中枢病变可引起幻嗅。

（2）视神经（Ⅱ）

主要检查视力、视野和眼底。因涉及详细的眼科专科检查，可查阅眼科专业书籍，此处从略。

（3）动眼、滑车和展神经（Ⅲ、Ⅳ、Ⅵ）

共同支配眼球运动，可同时检查。

1）外观：注意是否有上睑下垂，睑裂是否对称，观察是否有眼球前突或内陷、斜视、同向偏斜，以及有无眼球震颤。

2）眼球运动：请受检者随检查者的手指向各个方向移动，而保持头面部不动，仅转动眼球；最后检查集合动作。观察有否眼球运动受限及受限的方向和程度，注意是否有复视和眼球震颤。最简便的复视检查法是手动检查，虽较粗略，但常可发现问题。

3）瞳孔及瞳孔反射：注意观察瞳孔的大小、形状、位置及是否对称，正常人瞳孔直径约 3 ~ 4 mm，呈圆形，边缘整齐、位置居中；直径 < 2 mm 为瞳孔缩小，> 5 mm 为瞳孔扩大。

4）瞳孔光反射：是光线刺激瞳孔引起瞳孔收缩，光线刺激一侧瞳孔引起该侧瞳孔收缩称为直接光反射，对侧瞳孔同时收缩称为间接光反射。应检查瞳孔是否收缩，收缩是否灵敏、持久，如受检侧视神经损害，则直接及间接光反射均消失或迟钝。

5）调节反射：两眼注视远处物体时，再突然注视近处物体出现的两眼会聚、瞳孔缩小的反射。

（4）三叉神经（Ⅴ）

1）感觉功能：用圆头针、棉签及盛有冷热水的试管分别检测面部三叉神经分布区皮肤的痛觉、温觉和触觉，内外侧对比，左右两侧对比。注意区分中枢性（节段性）和周围性感觉障碍，前者面部呈葱皮样分离性感觉障碍，后者病变区各种感觉均缺失。

2）运动功能：检查时首先嘱患者用力做咀嚼动作，以双手压紧颞肌、咬肌，而感知其紧张程度，是否有肌无力、萎缩及是否对称等。然后嘱患者张口，以上下门齿中缝为标准，判定其有无偏斜，如一侧翼肌瘫痪，则下颌偏向病侧。

3）反射

①角膜反射（Corneal Reflex）：用捻成细束的棉絮轻触角膜外缘，正常表现为双侧的瞬目动作。受检侧的瞬目动作称直接角膜反射，受检对侧为间接角膜反射；角膜反射通路为：角膜→三叉神经眼支→三叉神经感觉主核→双侧面神经核→面神经→眼轮匝肌；如受检侧三叉神经麻痹，则双侧角膜反射消失，健侧受检仍可引起双侧角膜反射。

②下颌反射：患者略张口，轻叩击放在其下颌中央的检查者的拇指，引起下颌上提，脑干的上运动神经元病变时呈现增强。

（5）面神经（Ⅶ）

面神经是混合神经，以支配面部表情肌的运动为主，尚有支配舌前 2/3 的味觉纤维。

1）运动功能：首先观察患者的额纹、眼裂、鼻唇沟和口角是否对称，然后嘱患者做皱额、皱眉、瞬目、示齿、鼓腮和吹哨等动作，观察有无瘫痪及是否对称。一侧面神经中枢性瘫痪时只造成对侧下半面部表情肌瘫痪；一侧周围性面神经麻痹则导致同侧面部所有表情肌均瘫痪。

2）味觉检查：嘱患者伸舌，检查者以棉签蘸取少量食糖、食盐、醋酸或奎宁溶液，涂于舌前部的一侧，识别后用手指出事先写在纸上的酸、甜、咸、苦 4 个字之一，期间不能讲话、不能缩舌、不能吞咽。每次试过一种溶液需用温水漱口，并分别检查舌的两侧以对照。

（6）位听神经（Ⅷ）

1）蜗神经：是传导听觉的神经，损害时可出现耳聋和耳鸣。常用耳语、表声或音叉进行检查，声音由远及近，测量患者单耳（另侧塞住）能够听到声音的距离，再同另一侧耳比较，并和检查者比较。如要获得准确的资料尚需使用电测听计进行检测。传导性耳聋听力损害主要是低频音的气导下降，感音性耳聋是高频音的气导和骨导均下降，可通过音叉试验加以鉴别。

2）前庭神经：其联系广泛，受损时可出现眩晕、呕吐、眼震、平衡障碍等。观察患者有无自发性症状，还可以通过诱发实验观察诱发的眼震情况以判定前庭功能。常用的诱发实验如下。

①温度刺激（Barany）试验。用冷水或热水进行外耳道灌注，导致两侧前庭神经核接受冲动的不平衡即产生眼震。测试时患者仰卧，头部抬起30°，灌注热水时眼震的快相向同侧，冷水时快相向对侧；正常时眼震持续约 1.5～2 s，前庭受损时该反应减弱或消失。

②转椅试验，即加速刺激试验。患者闭目坐在旋转椅上，头部前屈80°，向一侧快速旋转后突然停止，然后让患者睁眼注视远处。正常时可见快相与旋转方向相反的眼震，持续约30 s，少于15 s 时一般表示有前庭功能障碍。

（7）舌咽神经、迷走神经（Ⅸ、Ⅹ）

二者的解剖和功能关系密切，常同时受累，故常同时检查。

1）运动功能检查：注意观察患者说话有无鼻音、声音嘶哑，甚至完全失音，询问有无饮水发呛、吞咽困难等；然后嘱患者张口，观察其悬雍垂是否居中，双侧咽弓是否对称；嘱患者发"啊"音，观察双侧软腭抬举是否一致，悬雍垂是否偏斜等；一侧麻痹时，病侧腭咽弓低垂，软腭不能上提，悬雍垂偏向健侧；双侧麻痹时，悬雍垂虽仍可居中，但双侧软腭抬举受限甚至完全不能。

2）感觉功能检查：用棉签或压舌板轻触两侧软腭或咽后壁，观察有无感觉。

3）味觉检查：舌咽神经支配舌后1/3味觉，同面神经味觉检查法。

4）反射检查

①咽反射（Gag Reflex）。嘱患者张口，用压舌板分别轻触两侧咽后壁，正常时出现咽部肌肉收缩和舌后缩，并有恶心、作呕反应。

②眼心反射（Oculocardiac Reflex）。检查者用中指和食指对双侧眼球逐渐施加压力，约20～30 s，正常人脉搏可减少 10～12 次/min。此反射由三叉神经眼支传入，迷走神经心神经支传出，迷走神经功能亢进者此反射加强（脉搏减少 12 次以上），迷走神经麻痹者此反射减退或缺失。交感神经亢进者脉搏不减慢甚至加快（称倒错反应）。

③颈动脉窦反射（Carotid Sinus Reflex）。检查者以食指和中指按压一侧颈总动脉分叉处亦可使心率减慢，此反射由舌咽神经传入，由迷走神经传出。部分患者如颈动脉窦过敏者按压时可引起心率过缓、血压降低、晕厥甚至昏迷，须谨慎行之。

（8）副神经（Ⅺ）

检查时让患者分别向两侧做转颈动作并加以阻力，比较两侧胸锁乳突肌收缩时的轮廓和坚实程度。斜方肌的功能为将枕部向同侧倾斜，抬高和旋转肩胛并协助臂部的上抬，双侧收缩时导致头部后仰。检查时可在耸肩或头部向一侧后仰时加以阻力，一侧副神经损害时可见同侧胸锁乳突肌及斜方肌萎缩、垂肩和斜颈，耸肩（病侧）及转颈（向对侧）无力或不能。

（9）舌下神经（Ⅻ）

观察舌在口腔内的位置及形态，然后嘱患者伸舌，观察其是否有偏斜、舌肌萎缩、舌肌颤动。一侧舌下神经麻痹时，伸舌向病侧偏斜；核下性损害可见病侧舌肌萎缩，核性损害可见明显的肌束颤动，核上性损害则仅见伸舌向病灶对侧偏斜；双侧舌下神经麻痹时，伸舌受限或不能。

3. 运动系统检查

运动系统（Motor System）检查包括肌营养、肌张力、肌力、不自主运动、共济运动、姿势及步态等。参见运动功能评估一节。

4. 感觉系统检查

感觉系统（Sensory System）检查的主观性强，容易产生误差，检查时患者宜闭目，检查者需耐心细致，并使患者允分配合，采取左右、近远端对比的原则，必要时可多次重复检查，避免任何暗示性问话，以获取准确的临床资料。感觉系统检查包括浅感觉检查、深感觉检查、复合（皮质）感觉检查，如定位觉、两点辨别觉、图形觉、实体觉。

5. 反射检查

反射（Reflex）检查包括浅反射、深反射、阵挛和病理反射等。

（1）深反射

1）肱二头肌反射（Biceps Reflex）：反射中心为 C5~6 脊髓灰质（以下从略），经肌皮神经传导。患者肘部屈曲约成直角，检查者右手持叩诊锤叩击置于患者肘部肱二头肌腱上的左拇指指甲（坐位）或左中指指甲（卧位），反射为肱二头肌收缩而致屈肘动作（图5-1）。

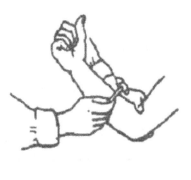
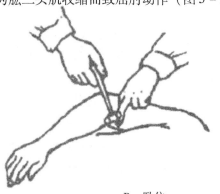

A 坐位　　　　　　　　　　　　　　B 卧位

图5-1 肱二头肌反射检查法

2）肱三头肌反射（Triceps Reflex）：反射中心为 C6 ~ 7，经桡神经传导。患者上臂外展，肘部半屈，检查者以左手托持前臂，叩击鹰嘴上方的肱三头肌腱，反射为肱三头肌收缩而致前臂伸直（图 5 - 2）。

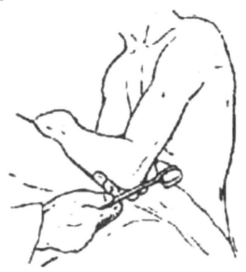

图 5 - 2　C5 ~ 6 肱三头肌反射检查法

3）桡反射：反射中心为 C5 ~ 6，经桡神经传导；患者肘部半屈，前臂半旋前，检查者叩击其桡骨下端，反射为肱桡肌收缩而致肘部屈曲、前臂旋前（图 5 - 3）。

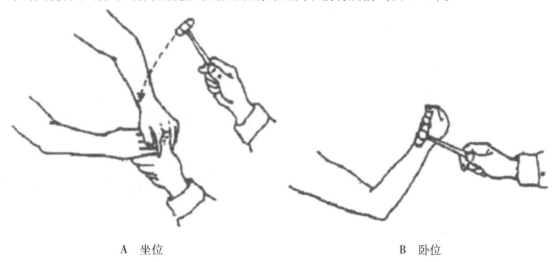

A　坐位　　　　　　　　　　　　　　　　　B　卧位

图 5 - 3　桡反射检查法

4）膝反射（Knee Jerk）：反射中心为 L2 ~ 4，经股神经传导。坐位时，小腿自然放松下垂，与大腿成 90°角；卧位时，检查者左手托起两膝关节使小腿与大腿成 120°角，用叩诊锤叩击骨下的股四头肌腱，反射为股四头肌收缩而致膝关节伸直、小腿突然前伸（图 5 - 4）。

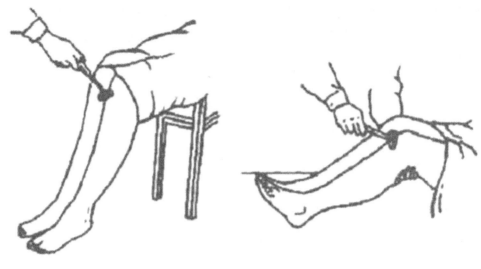

A 坐位　　　　　　　　　　　　　　　　B 卧位

图 5 - 4　膝反射检查法

5）踝反射（Ankle Reflex）：反射中心为 S1 ~ 2，经胫神经传导。患者仰卧位或俯卧位时，膝部屈曲约 90°，检查者以左手使其足部背屈约 90°，叩击跟腱；或患者跪于床边，足悬于床外，叩击跟腱，反射为腓肠肌和比目鱼肌收缩而致足跖屈。

6）阵挛（Clonus）：是腱反射极度亢进的表现，临床常见以下表现。

①髌阵挛（Knee Clonus）。患者仰卧，下肢伸直，检查者用手指捏住其髌骨上缘并突然和持续向下推动，髌骨则发生连续交替性上下颤动。

②踝阵挛（Ankle Clonus）。用左手托住患者腘窝，以右手握其足前部，突然使足背屈并维持之，可见足跟腱发生节律性收缩动作而致足部呈现交替性屈伸动作。

7）霍夫曼（Hoffmann）征：反射中心为 C7 ~ T1，经正中神经传导。患者手指微屈，检查者左手握患者腕部，右手食指和中指夹住患者中指，以拇指快速地向下拨打其中指甲，阳性反应为拇指屈曲内收和其他各指屈曲。

8）Rossolimo 征：反射中心为 L5 - S1，经胫神经传导。患者仰卧，双下肢伸直，检查者用手指或叩诊锤急促地弹拨或叩击足趾跖面，阳性反应为足趾向跖面屈曲。以往该征与 Hoffmann 征被列入病理反射，实际上为牵张反射，阳性可视为腱反射亢进的表现，也见于腱反射活跃的正常人。

（2）浅反射

浅反射是刺激皮肤、黏膜、角膜引起肌肉快速收缩反应。角膜反射、咽反射和软腭反射见脑神经检查。

1）腹壁反射（Abdominal Reflex）：反射中心为 T7 ~ 12，传导神经是肋间神经。患者仰卧，双下肢屈曲使腹肌松弛，以钝针、竹签或叩诊锤尖端由外向内分别轻划两侧腹壁皮肤，引起一侧腹肌收缩，脐孔向该侧偏移，上腹壁（T7 ~ 8）、中腹壁（T9 ~ 10）、下腹壁（T8 ~ 12）反射系沿肋弓下缘、脐孔水平、腹股沟上的平行方向轻划。肥胖患者和经产妇可引不出。

2）提睾反射（Cremasteric Reflex）：反射中心为 L1～2，传导神经是生殖股神经。以钝针等自上向下轻划大腿内侧皮肤，正常为该侧提睾肌收缩使睾丸上提。年老或体衰患者可消失。

3）跖反射（Plantar Reflex）：反射中心为 S1～2，传导神经是胫神经。下肢伸直，轻划足底外侧，自足跟向前至小趾根部足掌时转向内侧，反射为各足趾屈曲。

4）肛门反射（Anal Reflex）：反射中心为 S4～5，传导神经是肛尾神经。轻划肛门附近皮肤，反射为肛门外括约肌收缩。

（3）病理反射（Pathologic Reflex）

1）巴宾斯基（Babinski）征：检查方法同跖反射，阳性反应为蹈趾背屈，有时可伴有其他足趾呈扇形展开。是最经典的病理反射，提示锥体束受损。

2）Babinski 等位征：包括：①chaddock 征，由外踝下方向前划至足背外侧；②Oppenheim 征，用拇指和食指自上而下用力沿胫骨前缘下划；③Schaeffer 征：用手挤压跟腱；④Gordon征，用手挤压腓肠肌；⑤Gonda 征：向下紧压第 4、第 5 足趾，数分钟后突然放松；⑥Pussep 征：轻划足背外侧缘。阳性反应均为蹈趾背屈。

6. 自主神经功能检查

（1）一般检查

1）皮肤黏膜：色泽（苍白、潮红、发绀、有无红斑、色素沉着等），质地（光滑、变硬、增厚、变薄、脱屑、干燥、潮湿等），温度（发热、发凉），有无水肿、溃疡和褥疮等。

2）毛发和指甲：多毛、少毛、局部脱毛、指和趾甲变形松脆等。

3）出汗：全身或局部出汗过多过少和无汗等。

（2）内脏及括约肌功能

注意检查胃肠功能如胃下垂、腹胀、便秘等，排尿、排便障碍及其性质（尿急、尿频、排尿困难、尿潴留、尿失禁、自动膀胱等），检查下腹部膀胱区膨胀程度。

（3）自主神经反射

1）竖毛试验：皮肤局部受寒冷或拨划刺激，引起竖毛肌（由交感神经支配）收缩，局部出现竖毛反应，毛囊处隆起，状如鸡皮，并逐渐向周围扩散，但至脊髓横贯性损害平面处停止；刺激后 7～10 s 反射最明显，以后逐渐消失。

2）皮肤划纹试验：用竹签在胸腹壁两侧皮肤上适度加压划一条线，数秒后出现白线条，稍后变为红条纹，为正常反应；如划线后白线条持续较久，为交感神经兴奋性增高；如红条纹持续较久且明显增宽甚至隆起，为副交感神经兴奋性增高或交感神经麻痹。

3）眼心反射及颈动脉窦反射：详见脑神经检查。迷走神经麻痹者无反应。交感神经功能亢进者压迫后脉搏不减甚至加快，称为倒错反应。

四、技能训练报告

（一）病史采集

（二）神经系统检查

1. 一般检查

（1）意识状态（表5-1）

表5-1　Glasgow 昏迷评定量表

项目	患者反应	指导语/评估方法（刺激或口令）	评分
睁眼反应（E）	4 自发睁眼	无任何刺激情况下睁眼	
	3 呼叫时睁眼	"你好，请睁开你的眼睛"	
	2 疼痛刺激时睁眼	斜方肌压迫/眶上压迫	
	1 任何刺激无反应	无睁眼	
	C 如因眼肿、骨折等不能睁眼，应以 C（Closed）表示 （此外，请注意某些疾病一直保持睁眼的情况不属于自发睁眼）		
言语反应（V）	5 定向力正常	"你知道现在几月份吗?" "你知道现在在哪儿吗?" "你能告诉我你的名字吗?"	
	4 句子完整	完整连贯的句子	
	3 可回答单词	随机出现的单词，脱离语境	
	2 仅有声音	只有声音或杂音	
	1 无反应	无言语反应	
	因气管插管或切开而无法正常发声，以 T（Tube）表示		
	平素有言语障碍史，以 D（Dysphasic）表示		

项目	患者反应	指导语/评估方法（刺激或口令）	评分
非偏瘫侧运动反应（M）	6 服从命令	"请抓住我的手指""请握拳"	
	5 疼痛反应时可定位	斜方肌压迫/眶上压迫	
	4 疼痛时可屈曲或有逃避反应	肢体屈曲	
	3 疼痛时异常屈曲	上肢外展或内旋，下肢屈曲	
	2 疼痛时伸展	上下肢均伸展	
	1 无反应	无运动反应	

说明：

1. Glasgow 昏迷评定量表从睁眼、语言、运动 3 个方面进行评分，三者得分相加表示意识障碍程度，分数越低表示意识障碍越严重。意识障碍通常分为五级：①嗜睡（Somnolence）；②昏睡（Stupor）；③浅昏迷；④中昏迷；⑤深昏迷。最高 15 分，表示意识清醒；8 分以下为昏迷；最低 3 分，通常在 8 分以上恢复的机会大，7 分以下预后较差，3~5 分有潜在死亡的危险。

2. 记录方法：如果在晚上六点半测得评分为 9 分，其中疼痛刺激时睁眼 2 分，应答错误口语反应 4 分，屈曲反应（去皮层强直）运动反应 3 分，则记作为：GCS 9 = E2 + V4 + M3 at 18；30。

（2）精神状态（表 5 - 2）

表 5 - 2 简易精神状态检查表（Mini - Mental State Examination，MMSE）

说明：只许主试者讲 1 遍；不要求受检者按物品次序回答；若第 1 遍有错误，则先记分；然后告诉受检者错误所在，并再请他回忆；直至正确；但最多只能"学习"5 次。

项　目	分数	最高分
定向力（10 分）		
现在是：（星期几）□（几号）□（几月）□（什么季节）□（哪一年）□?		5
我们现在在哪里：（省市）□（区或县）□（街道或乡）□（什么地方）□（第几层楼）□?		5
记忆力（3 分）		
现在我要说三样东西的名称。在我讲完以后请您重复说一遍。（请仔细说清楚，每一样东西一秒钟停顿）："花园""冰箱""国旗" 请您把这三样东西说一遍。（以第一次答案记分） 请您记住这三样东西，因为几分钟后要再问您的。		3
注意力和计算力（5 分）		
请您算一算 100 减去 7，然后所得数的数目再减去 7，如此一直的算下去，请您将每减一个 7 后的答案告诉我，直到我说"停"为止。（若错了，但下一个答案是对的，那么只记一次错误） 93□，86□，79□，72□，65□。		5

项　目	分数	最高分
回忆能力（3分）		
请您说出刚才我让您记住的那三样东西？"花园"□"冰箱"□"国旗"□。		3
语言能力（9分）		
（出示手表）这个东西叫什么？		1
（出示铅笔）这个东西叫什么？		1
现在我要说一句话，请您跟着我清楚地反复一遍："四十四只石狮子"。		1
我给你一张纸，请你按我说的去做，现在开始："用右手拿着张纸"；"用两只手将它对折起来"；"放在你的左腿上"（不要重复说明，也不要示范）。		3
请您念一念这句话：**闭上您的眼睛**并且按上面的意思去做。		1
请您给我写一个完整的句子。（句子必须有主语、动词、有意义）　　句子全文：＿＿＿＿＿＿＿＿＿		1
这是一张图，请您在下面空白处照样把它画下来：（只有绘出两个五边形的图案，交叉处形成1个小四边形，才算对）		1
总分：		30
画图处：		

测量方法：每项回答正确计1分，错误或不知道计0分。不适合计9分，拒绝回答或不理解计8分。在合计总分时，8分和9分均按0分计算。最高分为30分。划分是否痴呆与受教育程度有关，因此如果老年人是文盲又小于17分、小学又小于20分、中学以上又小于24分，则为痴呆。

痴呆评分参考：

27～30：正常；

21～26：轻度；

10～20：中度；

0～9：重度。

（3）脑膜刺激征

2. 脑神经（Cranial Nerve）检查

3. 运动系统检查

4. 感觉系统检查

5. 反射检查

6. 自主神经功能检查

（三）讨论与思考

选择合理恰当的辅助检查有利于神经系统疾病的定位和定性诊断。然而，必须清楚地认识到，任何辅助检查均有其局限性，绝不能以辅助检查代替详尽的病史询问和全面、仔细的体格检查，更不能以辅助检查代替临床思维。熟悉或了解各项辅助检查方法的适应证和优缺点，才能正确选择检查项目，明确诊断结果的可靠性及其意义，对检查结果做出合理的解释。

思考题：

1. 健康服务与管理工作中可能会经常用到哪些神经系统评估方法？

2. 老年认知障碍可能会有哪些神经系统表现？

3. 脑卒中认知障碍一般是在脑卒中发生后的 6 个月内出现的认知功能障碍。请思考应该如何对其评估和干预？

（彭向东　王婷婷）

技能训练六　情感功能评定

一、技能训练目的

本实验为验证性实验。在熟悉精神心理功能评定的实施方法和注意事项，熟悉情感功能评定的方法和标准基础上，能运用抑郁测评量表、应激相关行为表进行施测，并对结果进行分析和解释。

二、技能训练内容

（一）抑郁自评量表施测与解释

以班级为单位，每位同学采用抑郁自评量表进行自测。抑郁自评量表（Self – Rating Depression Scale，SDS）由 WilliamW. K. Zung 于 1965 年编制，为美国教育卫生福利部推荐的用于精神药理学研究的量表之一，由量表协作研究组张明园（中华医学会精神卫生学会主任委员）、王春芳等于 1986 年对我国 1340 例正常人进行分析、评定、修订中国常模。该量表因使用简便，应用颇广。该量表含有 20 个项目，分为 4 级评分，为自评量表，用于衡量抑郁状态的轻重程度及其在治疗中的变化。1972 年作者增补了与之相应的检查者用本，改自评为他评，称为抑郁状态问卷（Depression Status Inventory，DSI）。SDS 的评分不受年龄、性别、经济状况等因素影响，但如受检者文化程度较低或智力水平稍差则不能进行自评。SDS 与 Beck 抑郁问卷（BDI）、Hamilton 抑郁量表（HRSD）、MMPI 的"D"分量表的评分之间具有高度和中度的相关性。

该量表仅仅用于抑郁症的自评提示，并不能作为诊断依据。如果自测分数较高，并不一定就患上了抑郁症，可前往专业医生处咨询。

（二）应激相关行为测量与解释

以班级为单位，每位同学自测应急相关行为评分。

个体生活中那些迫使人们改变行为方式的主要变化，如结婚、得子、居丧、解职、亲朋好友的去世、经济状况的重大改变等，称为生活事件。生活事件作为一种心理社会应激源对身心健康的影响引起广泛的关注，使用生活事件量表的目的就是对应激源进行定性和定量评估。对生活事件的评价源于霍尔姆斯（Holmes）和拉赫（Rahe）于 1967 年创编的社会重新适应量表（SRRS），作者用该量表测量人们在日常生活中所经历的紧张性生活事件。内容包括人际关系、学习和工作方面的问题、生活中的问题、健康问题、婚姻问题、家庭和子女方面的问题、意外事件和幼年时期的经历等等。国内外的许多研究都证明心理社会应激和各类精神疾病有着极为密切的联系。我国杨德森和张亚林于1986年在初引进的社会重新适应量表基础上根据我国实际情况修订生活事件量表（Life Event Scale，LES），强调个体对生活事件的主观感受，作者认为只有个体实际感受到的紧张焦虑等情绪反应才对身体产生影响，并且把生活事件分为正性（积极）的和负性（消极）的，认为负性事件才与疾病相关。

三、技能训练方法

（一）抑郁自评

1. 时间建议

施测时间建议 5 ~ 10 min。

2. 量表施测（表6-1）

表6-1　抑郁自评量表

姓名_____　　　性别_____　　　年龄_____

请仔细阅读每一条，把意思弄明白，然后根据您最近一星期的实际情况，选择最适合您的答案（1. 没有或很少时间　2. 小部分时间　3. 相当多时间　4. 绝大部分或全部时间）

1. 我觉得闷闷不乐，情绪低沉	1	2	3	4
2. 我觉得一天之中早晨最好	1	2	3	4
3. 我一阵阵哭出来或觉得想哭	1	2	3	4
4. 我晚上睡眠不好	1	2	3	4
5. 我吃得跟平常一样多	1	2	3	4
6. 我与异性密切接触时和以往一样感到愉快	1	2	3	4
7. 我发觉我的体重下降	1	2	3	4
8. 我有便秘的苦恼	1	2	3	4
9. 我心跳比平时快	1	2	3	4
10. 我无缘无故地感到疲乏	1	2	3	4
11. 我的头脑跟平常一样清楚	1	2	3	4
12. 我觉得经常做的事情并没有困难	1	2	3	4
13. 我觉得不安而平静不下来	1	2	3	4
14. 我对将来抱有希望	1	2	3	4
15. 我比平常容易生气激动	1	2	3	4
16. 我觉得做出决定是容易的	1	2	3	4
17. 我觉得自己是个有用的人，有人需要我	1	2	3	4
18. 我的生活过得很有意思	1	2	3	4
19. 我认为如果我死了别人会生活得好些	1	2	3	4
20. 我平常感兴趣的事我仍然照样感兴趣	1	2	3	4

3. 量表评分及结果解释（仅供参考）

SDS 由 20 个陈述句和相应问题条目组成；每一条目相当于一个有关症状，均按四级评分。20 个条目反映抑郁状态 4 组特异性症状：①精神性 – 情感症状，包含抑郁心境和哭泣两个条目；②躯体性障碍，包含情绪的日间差异、睡眠障碍、食欲减退、性欲减退、体重减轻、便秘、心动过速、易疲劳共 8 个条目；③精神运动性障碍，包含精神运动性迟滞和激越 2 个条目；④抑郁的心理障碍，包含思维混乱、无望感、易激惹、犹豫不决、自我贬值、空虚感、反复思考自杀和不满足，共 8 个条目。在回答时，应注意，有的题目陈述是相反的意思，例如，心情忧郁的病人常常感到生活没有意思，但题目之中的问题是感觉生活很有意思，那么评分时应注意得分是相反的。

结果分析：

指标为总分。将 20 个项目的各个得分相加，即得粗分。标准分等于粗分乘以 1.25 后的整数部分。总粗分的正常上限为 41 分，标准总分为 53 分。

抑郁严重度 = 各条目累计分/80

结果：

0.5 以下者为无抑郁；

0.5 ~ 0.59 为轻微至轻度抑郁；

0.6 ~ 0.69 为中至重度抑郁；

0.7 以上为重度抑郁。

仅做参考。

4. 注意事项

因为是自我评价，不要别人参加评价，也不用别人提醒。如果是文盲，可以由别人念题目，不由别人代答，由自己判定轻重程度。结果仅作为抑郁症自评提示，并不能做出诊断。如果自测分数较高，并不一定就患上了抑郁症，可前往专业医生处咨询。

（二）生活事件测量

1. 量表内容

量表内容共 48 条，包括三方面问题：家庭生活方面 28 条，工作学习方面 13 条，社交及其他方面 7 条，另设有 2 条空白项目补充填写表格中未涉及内容。

2. 量表施测（表 6 – 2）

填写者须仔细阅读和领会指导语. 然后将某一时间范围内（通常为一年内）的事件记录下来。有的事件虽然发生在该时间范围之前，如果影响深远并延续至今，可作为长期性事件记录。对于表上已列出但未经历的事件应一一注明"未经历"，不留空白. 以防遗漏。然后，由填写者根据自身的实际感受，而不是按常理或伦理道德观念去判断那些经历过的事件对本人来说是好事或是坏事？影响程度如何？影响的持续时间有多久？影响程度分为 5 级，从毫无影响到影响极重分别记 0、1、2、3、4 分；影响持续时间分 3 个月内、半年内、一年内、一年以上共 4 个等级，分别记 1、2、3、4 分。

生活事件刺激量的计算方法：

①某事件刺激量 = 该事件影响程度分 × 该事件持续时间分 × 该事件发生次数；

②正性事件刺激量 = 全部好事刺激量之和；

③负性事件刺激量 = 全部坏事刺激量之和；

④生活事件总刺激量 = 正性事件刺激量 + 负性事件刺激量。

另外，还可以根据研究或诊断治疗需要，按家庭问题、工作学习问题和社交等问题进行分类统计。

3. 量表结果解释及应用价值

LES 总分越高反映个体承受的精神压力越大。95% 的正常人一年内的 LES 总分不超过 10 分，99% 的不超过 32 分。负性事件的分值越高对心身健康的影响越大，正性事件分值的意义尚待进一步的研究。

表 6 – 2 生活事件量表 LES 测验

指导语：　　　　　　　　　　　　　　　　　　　　　　　　　年　月　日

下面是每个人都有可能遇到的一些日常生活事件，究竟是好事还是坏事，可根据个人情况自行判断。这些事件可能对个人有精神上的影响（体验为紧张、压力、兴奋或苦恼等），影响的轻重程度是各不相同的。影响持续的时间也不一样。请你根据自己的情况，实事求是地回答下列问题，填表不记姓名，完全保密，在请在最适合的答案上打钩。

档案编号		姓名			电话					咨询师				
编号	生活事件名称	性质		事件发生时间			影响持续时间/次数				精神影响程度				备注	得分
	家庭有关问题	好事	坏事	未发生	一年前	一年内	长期性	三月内	半年内	一年内	一年以上	无影响	轻度影响	中度影响	重度影响	极种影响		
1	恋爱或订婚																	
2	恋爱失败、破裂																	
3	结婚																	
4	自己（爱人）怀孕																	
5	自己（爱人）流产																	
6	家庭增添新成员																	
7	与爱人父母不和																	
8	夫妻感情不好																	
9	夫妻分居（因不和）																	
10	性生活不满意或独身																	
11	夫妻两地分居（工作需要）																	
12	配偶一方有外遇																	
13	夫妻重归于好																	
14	超指标生育																	
15	本人（爱人）做绝育手术																	
16	配偶死亡																	

续表

档案编号		姓名					电话						咨询师		
17	离婚														
18	子女升学（就业）失败														
19	子女管教困难														
20	子女长期离家														
21	父母不和														
22	家庭经济困难														
23	欠债 50 000 元以上														
24	经济情况显著改善														
25	家庭成员重病或重伤														
26	家庭成员死亡														
27	本人重病或重伤														
28	住房紧张														
	工作及学习中的问题														
29	待业、无业														
30	开始就业														
31	高考失败														
32	扣发奖金或罚款														
33	突出的个人成就														
34	晋升、提级														
35	对现职工作不满意														
36	工作学习中压力大(如成绩不好)														
37	与上级关系紧张														
38	与同事邻居不和														
39	第一次远走他乡														
40	生活规律重大变动(饮食、睡眠)														
41	本人退休离休或未安排具体工作														
	社交及其他问题														
42	好友重病或重伤														
43	好友死亡														
44	被人误会、错怪、诬告、议论														
45	介入民事法律纠纷														
46	被拘留、受审														
47	失窃、财产损失														

档案编号			姓名		电话			咨询师	
48	意外惊吓、发生事故、自然灾害								
你还经历的其他重要事件,请依次填写									
49									
50									

生活事件量表 LES 测评结果统计

项目	得分	项目	得分
正性事件值		家庭有关问题	
负性事件值		工作学习中的问题	
总值		社交及其他问题	

四、技能训练报告

1. 技能训练目的

围绕本次实验课需要了解、熟悉和掌握的内容进行填写。

2. 抑郁量表测评与解释（表6-3）

表6-3　抑郁量表测评与解释

题号	答案	正向评分/反向评分
1		
2		
3		
4		
5		
6		
7		
8		
9		
10		
11		
12		
13		

题号	答案	正向评分/反向评分
14		
15		
16		
17		
18		
19		
20		

SDS 粗分 =

SDS 标准分 =

抑郁严重程度 =

结果解释：

3. 生活事件量表测评与解释（表6-4）

表6-4 生活事件量表 LES 测评结果统计

项目	得分	项目	得分
正性事件值		家庭有关问题	
负性事件值		工作学习中的问题	
总值		社交及其他问题	

结果解释：

（赵 芳）

技能训练七 认知功能评定

一、技能训练目的

本实验为验证性实验。在熟悉认知功能评定目的、评定方法和标准的基础上，选择适宜的量表进行认知功能评定，并对量表评定的结果进行正确解读和结果分析。

二、技能训练内容

痴呆简易筛查量表（BSSD）的背景及使用

痴呆简易筛查量表（Brief Screening Scale for Dementia，BSSD），由张明园教授于1987年编制，它依据我国国情，吸收了目前国际上较有影响的痴呆量表——Blessed 痴呆量表（BDS；G. Blessed，1968）、简易智能状态检查（MMSE；M. Folstein，1975）、长谷川痴呆量表（HDS；Hasagawa，1974）等优点，现场测试表明 BSSD 易于掌握，操作简易，可接受度高，是一个更为有效、更适合国情的痴呆筛查量表。1988年经由包括110例痴呆患者在内的1130名75岁以上老人现场测试，结果表明：与其他类似工具相比，BSSD 项目难度分布合理，项目间内部一致性好。联合检查法（ICC = 0.96，RS = 0.99）和重测法（RS = 0.97）说明其具有良好的信度。按上述分界值，BSSD 敏感性为90%，特异性为85.1%，其效度是可以接受的。BSSD 适用于社区或基层，主要用于痴呆病例的检出。可以班级为单位，进行认知功能评定。每两位同学为一组，分别测量并记录对方每一个题目的得分。

三、技能训练方法

（一）施测时间

建议 5 ~ 10 min 完成。

（二）注意事项

1) 年、月、日（第1、第2、第3题）：按照阳历或阴历纪年回答均为正确。

2) 5分分币、钢笔套、钥匙圈：回忆时（第12、第13、第14、第21、第22、第23

题）无须按照顺序。

3）连续减数（第15、第16、第17题）：上一个计算错误得0分，而下一个计算正确，后者可得1分。

4）命令理解（第18、第19、第20题）：要按指导语，将3个命令说完后，请受检者执行。

（三）量表施测（表7-1）

表7-1 痴呆简易筛查量表（BSSD）

指导语：老年人常有记忆和注意等方面的问题，下面有一些问题检查您的记忆和注意能力，都很简单，请听清楚再回答（正确1分，错误0分）。

1. 请问现在是哪一年
2. 几月份
3. 几日
4. 星期几
5. 这里是什么市（省）
6. 什么区（县）
7. 什么街道（乡、镇）
8. 什么路

（取出以下物品，请受检者逐件说出其名称）

9. 5分分币
10. 钢笔套
11. 钥匙圈

（移去物品，问"刚才您看过哪些东西"）

12. 5分分币
13. 钢笔套
14. 钥匙圈
15. 一元钱用去7分（ ）
16. 再用去7分（ ）
17. 再用去7分（   ）

（我要讲几句话，请听我把话说完，听清楚并照我说的做，请您用右手来拿纸，然后将纸对折，再把纸放在桌子上）

18. 取
19. 折
20. 放

（请再想一下，让您看过什么东西）

21. 5分分币
22. 钢笔套
23. 钥匙圈

（取出图片，问请"请看这是谁的相片？"）

24. 孙中山

25. 毛泽东

（取出图片，让受检者说出图的主题）

26. 送伞

27. 买油

28. 我国的总理是谁

29. 一年有多少天

30. 新中国是那一年成立的

（四）量表评分及结果解释

BSSD 评分方法简便，每题答对得 1 分，答错为 0 分。BSSD 有 30 个项目，包括了常识/图片理解（4 项），短时记忆（3 项），语言（命令）理解（3 项），计算/注意（3 项），地点定向（5 项），时间定向（4 项），即刻记忆（3 项），物体命名（3 项）等诸项认知功能，详见记录单。BSSD 只有一项统计量，即总分，范围为 0~30 分。痴呆评定标准为：文盲组总分 <16，小学组（教育年限 ≤6 年）总分 <19，中学或以上组（教育年限 >6 年）总分 <22。

四、技能训练报告

1. 技能训练目的

围绕本次实验课需要了解、熟悉和掌握的内容填写。

2. 痴呆简易筛查量表（BSSD）测量结果与评价（表 7-2）

表 7-2 痴呆简易筛查量表（BSSD）测量结果与评价

题目	得分	题目	得分	题目	得分
1		11		21	
2		12		22	
3		13		23	
4		14		24	
5		15		25	
6		16		26	
7		17		27	
8		18		28	
9		19		29	
10		20		30	

BSSD 总分 =

痴呆评定结果与解释：

（赵　芳）

技能训练八　生活质量评估

一、技能训练目的

本实验为综合性实验。生活质量（Quality of Life，QOL），也称为生命质量、生存质量、生活质素等。它是对人们生活好坏程度的一个衡量。本实验将指导学生在了解和掌握生活质量和健康相关生活质量的概念、影响因素、评估内容、评估方法的基础上，采用推荐的生活质量评估工具，对目标人群开展生活质量评估。

二、技能训练内容

WHO 将生活质量定义为：不同文化、价值体系中的个体对与他们的目标、期望、标准及与关心事情有关的生活状态的综合满意程度及对个人健康的一般感觉。一般认为生活质量是对个人或群体所感受到躯体、心理、社会各方面良好适应状态的一个综合测量。1994 年经中华医学会老年医学专业委员会流行病学学术小组全体专家讨论，我国对老年人生活质量定义如下：老年人生活质量是指 60 岁及以上老年人群对自己的身体、精神、家庭和社会生活美满的程度和对老年生活的全面评价。

从心理学、哲学、医学及社会学多角度、多学科综合考虑，生活质量可分为 3 个层次（广义）。低层次生活质量强调的是维持生存，保持躯体完好，消除病痛以及维持生存所需的基本功能，主要面向患者。这个层次的生活质量实际是指生存质量，关注重点在生理（食、睡、性）方面以维持生存。中层次生活质量不仅维持生存，而且强调生活丰富、心情舒畅及与社会的和谐，即生活得好，中层次生活质量看中的是生活的内容，是比较广义的生活质量。对老人而言，其内涵可界定为老人对其生活的自然、社会条件以及自身状况的主观评价和体验，即对其整个生活条件和状况的主观满意评价，其关注重点除基本的生理、安全外，还包括爱与隶属、尊重等更高层次的要求。高层次生活质量不但强调中层次的生活质量，而且还看重自身价值和自我实现的认知以及对社会的责任和义务。

健康相关生活质量主要指患者对于自身疾病与治疗产生的躯体、心理和社会反应的一种实际的、日常的功能性描述，是患者个体生理、心理、社会功能三方面的综合状态，即健康质量。

（一）老年人生活质量评估的内容

老年人作为一个特殊的群体，面临着躯体能力下降、心理孤独和社会功能和适应能力不足等诸多问题，常常影响到老年人的生活质量。生活质量的内容比健康更广，目前与健康相关的生活质量评估包括以下方面。

1. 躯体健康

躯体健康是生活质量评价的重点，常包括以下内容。

①老人所患疾病的躯体症状，如疼痛、眩晕、躯体不适等。

②老人的日常活动能力，其中包括正常人日常活动中所必须完成的动作，如吃饭、穿衣、上下床、排泄等。

③老人的工具性日常活动能力，反映社会适应的躯体功能，如买菜、做饭、管理钱财等。

④老人自身的主观身体健康，个人对身体健康的评估。

2. 心理健康

老人心理健康主要包括以下内容。

①老人的焦虑、抑郁感。

②老人正向健康感觉，常包括老人的幸福度和老人的生活满意度。

③老人的行为情绪控制，包括在特殊时期的思想、情感和行为的控制。

④老人的认知功能，包括在时间、地点、人物的定向，记忆力，思维等方面的认知。

3. 社会功能

良好的家庭、社会支持以及正常的社会接触是健康的重要组成，通常包括以下内容。

①老人的社会资源，主要包括老人社会关系网的质量和数量。

②老人的人际交往，老人与亲戚、朋友、邻居、同事等的接触频度。

4. 角色功能

老人在家庭中扮演着不同的社会角色，家庭社会角色的正常扮演也是老年健康的重要表现，家庭角色转换是疾病的后果之一。如多种慢性病引起的角色转换。有时角色功能被分散在心理和社会健康之中。

（二）生活质量的评估方法

常用的生活质量评估方法有以下几种。

1. 访谈法

是指通过访谈员和受访人面对面地交谈来了解受访者的心理、行为、健康状况、生活水平等，综合评价其生活质量的一种方法。

2. 观察法

是研究者在一定时间内有目的、有计划地在特定条件下，通过感官或借助于一定的科学仪器，对特定个体的心理行为或活动、疾病症状及相关反应等进行观察，从而搜集资料判断其生活质量。

3. 主观报告法

是受检者根据自己的身体情况和对生活质量的理解，报告一个整体生活质量的状态水平。可以用分数或等级数表示，是一种简单的整体评估方法。

4. 症状定式检查法

适用于受限于疾病症状和治疗的毒副作用影响时的生活质量评估。该法把各种可能的症状或毒副作用列表表示，由评估者或患者注意选择，选项可以是"有"、"无"两项，也可为程度等级选项。

5. 标准化的量表评价法

是生活质量评估中采用最广的方法，经考察验证是具有较好的信度、效度和反应度的标准化测定量表，可对受检者的生活质量进行多个维度的综合评估。根据评估主题的不同可分为自评法和他评法。采用的量表有普适性量表和疾病专用量表两种。此方法的客观性较强、可比性好、程式易标准化和抑郁易于操作等优点。是临床使用，特别是科研中常采用的方法。

在理解生活质量的概念和对生活质量进行评估时应该注意以下 3 点。第一，生活质量是一个多维的概念，包括身体功能、心理功能、社会功能等，因此对生活质量的评估应注意从多个维度进行。第二，生活质量是一个主观的评价指标，因此应根据评定者的主观体验进行评估，同时也应考虑评估标准的统一性和客观性，以便在不同的个体和人群之间进行比较。第三，生活质量具有文化依赖性，它建立在一定的文化价值体系下。因此对不同人群进行生活质量评估时，需要考虑不同的文化背景差异。

在进行老年人生活质量的评估时，老年人的日常生活功能评估是重要的基础性工作之一。2013 年我国制定了民政行业标准《老年人能力评估》（MZ/T 039—2013）。其评估内容与老年人生活质量评估有很多相互重叠和关联之处。目前，我国民政部正在此行业标准实行 8 年的基础上制定《老年人能力评估规范》国家标准，为老年人能力评估提供统一、规范、实操性强的评估工具。对老年人日常生活功能评估的内容和方法将参照这一标准。

三、技能训练方法

按照评价目的和内容的不同，生活质量的评价有不同的方法。生活质量各个维度的差异可以表现为老年人多个方面能力的客观差异和对老年人的生活满意度和幸福感的差异。因此可以通过对老年人能力的客观评估以及生活满意度、幸福度的评估来实现对老年人生活质量的评估。

在本次技能训练中，我们学习 3 种量表：老年人能力评估（客观评估量表）、生活满意度量表（主观评估量表）、老年幸福度量表（主观评估量表）。它们采用的都是标准化的量表进行评估。

案例引导

独居老人王某，男，85 岁，曾任高校教师。既往有 25 年高血压病史。发病以来无头痛、恶心、呕吐、意识障碍及大小便障碍。体格检查：心肺功能基本正常，血压 160/90 mmHg。请通过评定，了解老人的生活质量、日常生活活动能力、生活满意度、幸福指数等情况。

（一）老年人能力的评估

老年人能力因年龄、性别、民族、职业、环境地区的不同，生活方式的差异，人们的日常生活活动能力的内容有所不同，但日常生活活动是人们维持生存的必需活动，故日常生活活动也具有许多相同之处，其主要内容包括以下几方面的能力。

1. 自理能力

1）进食：包括摄食动作（使用筷子、汤勺、刀叉等餐具摄取食物，用杯子和吸管喝水、用碗喝汤）以及咀嚼和吞咽能力。

2）穿衣：包括穿脱上身衣物（内衣、开衫、套头衫）、下身衣物（内裤、长裤、裙子、鞋带）和解扣、拉拉链、解系鞋带及穿脱矫形器、假肢等。

3）个人卫生：包括刷牙、洗脸、洗澡、洗头、梳头、化妆、剃须、剪指甲等。

4）如厕：包括进出厕所、穿脱衣裤、大小便的控制、便后清洁、厕所冲洗。

2. 基础运动能力

1）床上运动：包括床上的体位转换（仰卧位、侧卧位、俯卧位之间的转换）、位置移动（上、下、左、右）、坐起、躺下等。

2）转移：包括床与轮椅之间、轮椅与座椅之间和轮椅与浴盆、淋浴室、座厕之间的转移等。

3）行走：包括室内行走（水泥路面、地板、地毯）、室外行走（泥土路面、碎石路面、水泥路面）、上下楼梯（包括有扶手或无扶手）、使用辅助器械（包括手杖、腋杖、助行器、矫形器、假肢）进行行走。

4）交通工具的使用：使用自行车、摩托车、上下公共汽车、驾驶汽车等。

3. 精神状态

时间/空间定向、人物定向、记忆、理解能力、表达能力、攻击行为、抑郁症状、意识水平。

4. 感知觉与社会参与

包括视觉、听觉、人物定向、记忆、理解、表达、阅读、听广播、看电视、书写、打电话、使用电脑等。

根据国家市场监督管理总局和国家标准化管理委员会于 2022 年批准发布的《老年人能力评估规范》国家标准（GB/T 42195—2022），老年人能力评估指标包括 4 个一级指标：自理能力、基础运动能力、精神状态、感知觉与社会参与。二级指标共26个，其中自理能力包括8个二级指标、基础运动能力包括4个二级指标、精神状态包括9个二级指标、感知觉与社会参与包括5个二级指标。以上一级指标和二级指标可参见技能训练报告中的表8－1至表8－5。

（二）生活满意度评定量表（LSR）

生活满意度评定量表包括3个独立的分量表，其一是他评量表，即生活满意度评定量表，简称LSR（Life Satisfaction Rating Scales）；另两个分量表是自评量表，分别为生活满意度指数A和生活满意度指数B。

1. 生活满意度评定量表（LSR）

生活满意度评定量表是他评量表，LSR包含有5个1～5分制的子量表。量表中的一些陈述是人们对生活的不同感受。请评定者参照其中的陈述，选出比较符合受检者实际情况的项目。生活满意度评定量表见实验报告中的相应部分。

2. 生活满意度指数A（LSIA）

生活满意度指数A，简称LSIA（Life Satisfaction Index A，LSIA）。LSI由与LSR相关程度最高的20项同意－不同意式条目组成。生活满意度指数主要反映正向健康的指标，是自评量表。生活满意度是指个人对生活总的观点、实际与期望、自己与他人之间的差距。它包括生活的兴趣、决心与毅力、知足感、自我概念及情绪5个方面。生活满意度指数A见实验报告。

3. 生活满意度指数B（LSIB）

生活满意度指数B，简称LSIB（Life Satisfaction Index B，LSIB）。LSIB则由12项与LSR高度相关的开放式、清单式条目组成，是自评量表。生活满意度指数B详见实验报告。

（三）老年幸福度量表（MUNSH）

幸福度是心理学中用来反映和评价老年人内部心理状况的常用概念。影响老年人幸福感的主观因素主要有个性特点、自尊心、自我概念、心理成熟度等，客观因素有家庭气氛、社会关系、经济状况、健康状况和各种生活事件。

老年幸福度量表（Memorial University of Newfoundland Scale of Happiness，MUNSH）是基于正性情感和负性情感之间的平衡。MUNSH由24个条目组成，每个条目是关于情感或体验的一句话。10个条目反映情感，其中正性情感（PA）和负性情感（NA）各5条；另14个条目反映体验，其中正性体验（PE）和负性体验（NE）各7条。要求受检者依据近期生活感受回答"是"（2分），"否"（0分）或"不知道"（1分）。老年幸福度量表见技能训练报告。

（四）评估要求

评估时，宜设立单独的评估室，评估室内物品满足评估需要，不得放置与评估无关的物品。评估室内应清洁、安静、光线充足、空气清新、温度适宜。评估室外有连续的台阶和带有扶手的通道，可供评估使用。台阶踏步宽度不小于0.30m，踏步高度为0.13～0.15m，台阶有效宽度不小于 0.9m，走道扶手安装高度 0.8～0.9m。楼房最好能有电梯无障碍设施，以方便接受评估的老人或残疾人通行。

老年人群接受集中评估时，应在相对独立的评估空间内逐一进行。

四、技能训练报告

在进行老年人能力评估时，首先将询问老年人本人或照护者，填写老年人能力评估基本信息表〔参见《老年人能力评估规范》（GB/T 42195—2022）〕，该基本信息表设计有相应的栏目，记录老年人的姓名、年龄等基本信息、相关疾病和用药情况、一些健康和疾病相关的基本问题。然后根据工作和研究需要对老年人的能力等情况进行评估。评估中，注意保护被评估者和评估者安全，尊重个人隐私。

（一）老年人能力评估报告

老年人能力评估内容见表 8－1 至表 8－6。

表 8－1 老年人能力评估指标

一级指标	二级指标
自理能力	进食、修饰、洗澡、穿脱上衣、穿/脱裤子和鞋袜、小便控制、大便控制、如厕
运动能力	床上体位转移、床椅转移、平地行走、上下楼梯
精神状态	时间定向、空间定向、人物定向、记忆、理解能力、表达能力、攻击行为、抑郁症状、意识水平
感知觉与社会参与	视力、听力、执行日常事务、使用交通工具外出、社会交往能力

表 8－2 自理能力指标

1. 进食：使用适当的器具将食物送入口中并咽下	4分：独立使用餐具将食物送进口中并咽下，没有呛咳
	3分：在他人语言指导或照看下完成，或独立使用辅具，没有呛咳
	2分：进食中需要少量接触式协助，偶尔（每月一次及以上）呛咳
	1分：进食中需要大量接触式协助，经常（每周一次及以上）呛咳
	0分：完全依赖他人协助进食，或吞咽困难，或留置营养管
2. 修饰：指洗脸、刷牙、梳头、刮脸、剪指（趾）甲等	4分：独立完成，不需要协助
	3分：在他人语言指导或照看下完成
	2分：需要他人协助，但以自身完成为主
	1分：主要依靠协助，自身能给予配合
	0分：完全依赖他人协助，且无法给予配合
3. 洗澡：清洗和擦干身体	4分：独立完成，不需要协助
	3分：在他人语言指导或照看下完成
	2分：需要他人协助，但以自身完成为主
	1分：主要依靠协助，自身能予配合
	0分：完全依赖他人协助，且无法给予配合

4. 穿/脱上衣：指穿脱上身衣服、系扣、拉拉链等	4分：独立完成，不需要协助 3分：在他人语言指导或照看下完成 2分：需要他人协助，但以自身完成为主 1分：主要依靠协助，自身能予配合 0分：完全依赖他人协助，且无法给予配合
5. 穿/脱裤子和鞋袜：指穿脱裤子、鞋袜、系鞋带等	4分：独立完成，不需要协助 3分：在他人语言指导或照看下完成 2分：需要他人协助，但以自身完成为主 1分：主要依靠协助，自身能予配合 0分：完全依赖他人协助，且无法给予配合
6. 小便控制：控制和排出尿液的能力	4分：可自行控制排尿，排尿次数、排尿控制均正常 3分：白天可自行控制排尿次数，夜间出现排尿次数增多、排尿控制较差，或自行使用尿垫（布）或便器等辅助用物 2分：白天大部分时间可自行控制排尿，偶尔出现（每周＞1次，但每天＜1次）尿失禁，夜间控制排尿较差，或他人少量协助使用包括但不限于尿垫（布）或便器等辅助用物 1分：白天大部分时间不能控制排尿（每天≥1次），但尚非完全失控 0分：小便失禁，完全不能控制排尿，或留置导尿管
7. 大便控制	4分：可正常自行控制大便排出 3分：有时出现（每周1次）便秘或大便失禁，或自行使用开塞露、尿垫等辅助用物 2分：经常出现（每天＜1次，但每周＞1次）便秘或大便失禁，或他人少量协助使用开塞露、尿垫等辅助用物 1分：大部分时间均出现（每天≥1次）便秘或大便失禁，但尚非完全失控，或他人大量协助使用开塞露、尿垫等辅助用物 0分：严重便秘或者完全大便失禁，需要依赖他人协助排便或清洁皮肤
8. 如厕：上厕所排泄大小便，并清洁身体注：评估中强调排泄前解开裤子、完成排泄后清洁身体、穿上裤子	4分：独立完成，不需要他人协助 3分：在他人语言指导或照看下完成 2分：需要他人协助，但以自身完成为主 1分：主要依靠协助，自身能给予配合 0分：完全依赖他人协助，且无法给予配合

表 8 - 3　基础运动能力指标

9. 床上体位转移：卧床翻身及坐起躺下	4分：独立完成，不需要他人协助
	3分：在他人语言指导或照看下完成
	2分：需要他人协助，但以自身完成为主
	1分：主要依靠协助，但自身能给予配合
	0分：完全依赖他人协助，且无法给予配合
10. 床椅转移：从坐位到站位，再从站位到坐位的转换过程	4分：独立完成，不需要他人协助
	3分：在他人语言指导或照看下完成
	2分：需要他人协助，但以自身完成为主
	1分：主要依靠协助，但自身能给予配合
	0分：完全依赖他人协助，且无法给予配合
11. 平地行走：双脚交互的方式在地面行动，总是一只脚在前 注：包括他人辅助和使用辅助工具的步行	4分：独立平地步行50 m左右，不需要协助，无摔倒风险
	3分：能平地步行50 m左右，存在摔倒风险，需要他人监护或指导，或使用拐杖、助行器等辅助工具
	2分：个人在步行时需要他人少量扶持协助
	1分：个人在步行时需要他人大量扶持协助
	0分：无法步行
12. 上下楼梯：双脚交替完成楼梯台阶连续的上下移动	3分：可独立上下楼梯（连续上下10～15个台阶），不需要协助
	2分：在他人语言指导或照看下完成
	1分：需要他人协助，但以自身完成为主
	0分：主要依靠协助，自身能予配合；或者完全依赖他人协助，且无法给予配合

表 8 - 4　精神状态指标

13. 时间定向：知道并确认时间的能力	4分：时间观念（年、月）清楚，日期（或星期几）可相差一天
	3分：时间观念有些下降，年、月（或星期几）不能全部分清（相差两天或以上）
	2分：时间观念较差，年、月、日不清楚，可知上半年或下半年或季节
	1分：时间观念很差，年、月、日不清楚，可知上午、下午或白天、夜间
	0分：无时间观念
14. 空间定向：知道并确认空间的能力	4分：能在日常生活范围内单独外出，如在日常居住小区内独自外出购物等
	3分：不能单独外出，但能准确知道自己日常生活所在地的地址信息
	2分：不能单独外出，但知道较多有关自己日常生活的地址信息
	1分：不能单独外出，但知道较少自己居住或生活所在地的地址信息
	0分：不能单独外出，无空间观念
15. 人物定向：知道并确认人物的能力	4分：认识长期共同一起生活的人，能称呼并知道关系
	3分：能认识大部分共同生活居住的人，能称呼或知道关系
	2分：能认识部分日常同住的亲人或照护者等，能称呼或知道关系等
	1分：只认识自己或极少数日常同住的亲人或照护者等
	0分：不认识任何人（包括自己）

16. 记忆：短时和长时记忆、瞬时、近期和远期记忆能力	4分：总是能够保持与社会、年龄所适应的长、短时记忆，能够完整地回忆 3分：出现轻度的记忆紊乱或回忆不能（不能回忆即时信息，3个词语经过5分钟后仅能回忆0～1个） 2分：出现中度的记忆紊乱或回忆不能（不能回忆近期记忆，不记得上顿饭吃了什么） 1分：出现重度的记忆紊乱或回忆不能（不能回忆远期记忆，不记得自己老朋友） 0分：记忆完全紊乱或者完全不能对既往事物进行正确的回忆
17. 理解能力：理解语言信息能力（可借助平时使用助听设备等）	4分：能正常理解他人的话 3分：能理解他人的话，但需要增加时间 2分：理解有困难，需频繁重复或简化口头表达 1分：理解有严重困难，需要大量他人帮助 0分：完全不能理解他人的话
18. 表达能力：表达信息能力包括口头的和非口头的	4分：能正常表达自己的想法 3分：能表达自己的需要，但需要增加时间 2分：表达需要有困难，需频繁重复或简化口头表达 1分：表达有严重困难，需要大量他人帮助 0分：完全不能表达需要
19. 攻击行为：身体攻击行为（如打/踢/推/咬/抓/摔东西和语言攻击行为（如骂人、语言威胁、尖叫） 注：长期的行为状态	1分：未出现 0分：近1个月内出现过攻击行为
20. 抑郁症状：情绪低落，不爱说话，不爱梳洗，不爱活动，甚至出现妄想、幻觉、疑虑、自杀念头或自杀行为 注：长期的负性情绪	1分：未出现 0分：近1个月内出现过负面情绪
21. 意识水平 注：指标得分为4分时，即判定为重度失能	2分：神志清醒，对周围环境能做出正确反应 1分：嗜睡，表现为睡眠状态过度延长。当呼唤或推动患者的肢体时可唤醒，并能进行正确的交谈或执行指令，停止刺激后又继续入睡；意识模糊，注意力涣散，对外界刺激不能清晰地认识，空间和时间定向力障碍，理解力迟钝，记忆力模糊和不连贯 0分：昏睡，一般的外界刺激不能使其觉醒，给予较强烈的刺激时可有短时的意识清醒，醒后可简短回答提问，当刺激减弱后又很快进入睡眠；或者昏迷，意识丧失，随意运动丧失，呼之不应，对一般刺激全无反应

表 8 – 5　感知觉与社会参与指标

22. 视力：感受存在的光线并感受物体的大小、形状的能力注：在个体的最好矫正视力下进行评估	2分：视力正常 1分：能看清楚大字体，但看不清书报上的标准字体 0分：只能看到光、颜色和形状；完全失明
23. 听力：能够辨别声音的方位、音调、音量和音质的有关能力（可借助平时使用助听设备等）	2分：听力正常 1分：在轻声说话或说话距离超过2米时听不清；正常交流有些困难，需在安静的环境或大声说话才能听到 0分：讲话者大声说话或说话很慢，才能部分听见；完全失聪
24. 执行日常事务：计划、安排并完成日常事务，包括但不限于洗衣服、小金额购物、服药管理	4分：能够完全独立计划、安排和完成日常事务，无须协助 3分：在计划、安排和完成日常事务时需要他人监护或指导 2分：在计划、安排和完成日常事务时需要少量协助 1分：在计划、安排和完成日常事务时需要大量协助 0分：完全依赖他人进行日常事务
25. 使用交通工具外出注：外出3公里左右距离	3分：能自己骑车或搭乘公共交通工具外出 2分：能自己搭乘出租车，但不会搭乘公共交通工具外出 1分：当有人协助或陪伴，可搭乘公共交通工具外出 0分：只能在别人协助下搭乘出租车或私家车外出；完全不能出门，或者外出完全需要协助
26. 社会交往能力	4分：参与社会，在社会环境中有一定的适应能力，待人接物恰当 3分：能适应单纯环境，主动接触人，初见面时难以让人发现智力问题，不能理解隐喻语 2分：脱离社会，可被动接触，不会主动待人，谈话中很多不适词句，容易上当受骗 1分：勉强可与人接触，谈吐内容不清楚，表情不恰当 0分：不能与人交往

评估结果：

指标得分：自理能力通过8个二级指标的评定，将其得分相加得到分量表总分。基础运动能力包括4个二级指标的评定，将其得分相加得到分量表总分。精神状态包括9个二级指标的评定，将其得分相加得到分量表总分。感知觉与社会参与包括5个二级指标的评定，将其得分相加得到分量表总分。将上述4个分量表得分相加得到老年人能力评估的总分。

老年人能力等级划分：综合自理能力、基础运动能力、精神状态、感知觉与社会参与4个一级指标的总分，能力分级标准及评估报告见表8－6、表8－7。

表 8 - 6 老年人能力等级划分

能力等级	等级名称	等级标准
0	能力完好	总分 <90
1	能力轻度受损（轻度失能）	总分 66 ~ 89
2	能力中度受损（中度失能）	总分 46 ~ 65
3	能力重度受损（重度失能）	总分 30 ~ 45
4	能力完全丧失（完全失能）	总分 0 ~ 29

注 1：处于昏迷状态者，直接评定为能力完全丧失（完全失能）。若意识转为清醒，需重新进行评估

注 2：有以下情况之一者，在原有能力级别上提高一个级别：①确诊为认知障碍/痴呆；②精神科专科医生诊断的精神类疾病；③近 30 天内发生过 2 次及以上照护风险事件（如跌倒、噎食、自杀、自伤、走失等）

表 8 - 7 老年人能力评估报告

C.1 一级指标分级	C.1.1 自理能力得分：	C.1.2 运动能力得分：
	C.1.3 精神状态得分：	C.1.4 感知觉与社会参与得分：
C.2 初步等级得分		
C.3 老年人能力初步等级	□能力完好　□能力轻度受损（轻度失能）　□能力中度受损（中度失能） □能力重度受损（重度失能）　□能力完全丧失（完全失能）	
C.4 能力等级变更依据	依据附录 A 中表 A.5 的 A.5.11 "昏迷"、表 A.4 的 A.4.1 "疾病诊断"和表 A.2 的 A.2.14 "近 30 天内照护风险事件"，确定是否存在以下导致能力等级变更的项目： □处于昏迷状态者，直接评定为能力完全丧失（完全失能） □确诊为痴呆（F00 ~ F03）、精神科专科医生诊断的其他精神和行为障碍疾病（F04 ~ F99），在原有能力级别上提高一个等级 □近 30 天内发生过 2 次及以上照护风险事件（如跌倒、噎食、自杀、自伤、走失等），在原有能力级别上提高一个等级 □处于昏迷状态者，直接评定为能力完全丧失（完全失能）	
C.5 老年人能力最终等级	综合 C.3 "老年人能力初步等级"和 C.4 "能力等级变更依据"的结果，判定老年人能力最终等级：□能力完好　□能力轻度受损（轻度失能）　□能力中度受损（中度失能）　□能力重度受损（重度失能）　□能力完全丧失（完全失能）	
评估地点＿＿＿＿＿＿＿＿＿＿＿＿＿＿＿＿＿＿＿＿＿＿＿		
评估员签名＿＿＿＿＿＿＿＿、＿＿＿＿＿＿＿＿		日期＿＿＿年＿＿月＿＿日
信息提供者签名＿＿＿＿＿＿＿＿		日期＿＿＿年＿＿月＿＿日

注：本表格中提及的"附录 A 中表 A.5 的 A.5.11'昏迷'、表 A.4 的 A.4.1'疾病诊断'和表 A.2 的 A.2.14'近 30 天内照护风险事件'"等表格，可参考《老年人能力评估规范》（GB/T 42195—2022）中的相关内容。

（二）生活满意度评定量表（LSR）

1. 生活满意度评定量表（LSR）（表 8 - 8）

表 8 - 8　生活满意度评定量表（LSR）

请参照以下陈述，选出比较符合受检者实际情况的项目。

表 A　热情与冷漠

1. 充满热情地谈到若干项活动及交往。感觉"当前"是一生中最美好的时光。喜爱做事情，甚至待在家里也感到愉快。乐于结交新朋友，追求自我完善。对生活的多个领域表现出热情。（5 分）

2. 有热情，但仅限于一、二项特殊的兴趣，或仅限于某个阶段。当事情出现差错并可能妨碍其积极享受生活时可表现出失望或生气。即使是很短的时间也要预先做出计划。（4 分）

3. 对生活淡泊。似乎从所从事的活动中得不到什么乐趣。追求轻松和有限度的参与。可能与许多活动、事物或人完全隔离。（3 分）

4. 认为生活的绝大部分是单调的，可能会抱怨感到疲乏。对许多事感到厌烦。即使参与某项活动也几乎体会不到意义或乐趣。（2 分）

5. 生活就像例行公事，认为没有任何事情值得去做。（1 分）

表 B　决心与不屈服

1. 奋斗不息的态度：宁可流血也不低头。有抗争精神：抵抗到底、决不放弃。积极的人格：坏事和好事都能承受，尽力而为之。不愿改变过去。（5 分）

2. 能够面对现实。"我对自己的遭遇没有怨言"、"我随时准备承担责任"、"只要去寻找就一定能发现生活中美好的一面"。不介意谈论生活中的困难，但也不过分渲染之。认为"人不得不有所放弃"。（4 分）

3. 自述："我曾经攀上顶峰也曾跌入低谷，我有时在峰顶，有时却在谷底"。对生活中遇到的困难流露出遭受外在惩罚及内在惩罚的感觉。（3 分）

4. 感到由于得不到休息而未能将事情办得更好，感觉现在的生活与 45 岁时截然不同，越来越糟了。"我努力工作，却什么也没有得到"。（2 分）

5. 谈论自己未能承受的打击（外在惩罚），反复责怪自己（内在惩罚）。被生活所压倒。（1 分）

表 C　愿望与已实现目标的统一

1. 感到已完成了自己想做的一切。已经实现或即将实现自己的人生目标。（5 分）

2. 对生活中失去的机遇感到有些懊悔。"也许我应该更好地把握住那些机会"。尽管如此，仍感到生活中自己想做的事情均已完成得相当成功。（4 分）

3. 失去的机遇和把握住的机遇各占一半。如果能重新开始人生，宁愿干一些不同的事情，或许该接受更多的教育。（3 分）

4. 为失去重要的机遇而懊悔，但对自己在某一领域（也许是其专业）中所取得的成绩感到满足。（2 分）

5. 感到失去了生活中的大多数机遇。（1 分）

表D　自我评价

1. 感觉正处在自己的最佳时期。"我现在做事比以往任何时候做得都好"，"没有比现在更美好的时光了"。认为自己聪明、完美、有吸引力；认为自己对别人很重要。认为有资格随心所欲。（5分）

2. 感觉自己比一般人幸运。有把握适应生活的各种艰辛。"退休只是换个事情做而已"。对健康方面出现的任何问题均能正确对待。感到有资格随心所欲。"我想做的事情均能去做，但不会过度劳累自己"。感到能处理好自己与周围环境的关系。（4分）

3. 认为自己至少能够胜任某一领域，例如工作。但对能否胜任其他领域持怀疑态度。意识到自己已经失去了年轻时的活力，但能够面对现实。感到自己不那么重要了，但并不十分介意。感到自己有所得，也有所付出。随着年纪变老感到身体各方面的状况普遍下降，但并非严重下降。认为自己的健康情况好于平均水平。（3分）

4. 感到别人看不起自己，谈到人变老时往往感到绝望。试图抵御岁月的侵袭。（2分）

5. 感到老了、没有用了，或者快没有用了。贬低自己。"我已经成了别人的累赘"。（1分）

表E　心境

1. "现在是我一生中最美好的时光"。几乎总是愉快的、乐观的。在旁人眼里其快乐似乎有些脱离现实，但又不像是装模作样。（5分）

2. 生活中寻找快乐，知道快乐之所在并把快乐表现出来。有许多似乎属于青年人的特点。通常是正性的、乐观的情感。（4分）

3. 宛若一艘性情平和的船在缓缓地移动，一些不愉快均被正性心境所中和。总体上为中性到正性的情感，偶尔表现出急躁。（3分）

4. 事情宁静、平和。总体上为中性到负性情感。有轻度的忧郁。（2分）

5. 悲观、抱怨、痛苦，感到孤独，许多时间里感到忧郁，有时在与人接触时会发脾气。（1分）

2. 生活满意度指数A（LSIA）（表8-9）

表8-9　生活满意度指数A（LSIA）

下面的一些陈述涉及人们对生活的不同感受。请仔细阅读下列陈述，如果你同意该观点，就请在"同意"之下做一记号；如果不同意该观点，请在"不同意"之下做一记号；如果无法肯定是否同意，则在"不确定"之下做一记号。请务必回答每一个问题。

项目及内容	同意	不同意	不确定
1. 当我老了以后发现事情似乎要比原先想象的好。			
2. 与我所认识的多数人相比，我更好地把握了生活中的机遇。			
3. 现在是我一生中最沉闷的时期。			
4. 我现在和年轻时一样幸福。			
5. 我的生活原本应该更好些。			
6. 现在是我一生中最美好的时光。			
7. 我所做的事多半是令人厌烦和单调乏味的。			
8. 我估计最近能遇到一些有趣的和令人愉快的事。			

续表

项目及内容	同意	不同意	不确定
9. 我现在做的事和以前做的事一样有趣。			
10. 我感到老了、有些累了。			
11. 我感到自己确实上了年纪，但我并不为此而烦恼。			
12. 回首往事，我相当满足。			
13. 即使能改变自己的过去，我也不愿有所改变。			
14. 与其他同龄人相比，我曾做出过较多愚蠢的决定。			
15. 与其他同龄人相比，我的外表较年轻。			
16. 我已经为一个月甚至一年后该做的事制订了计划。			
17. 回首往事，我有许多想得到的东西均未得到。			
18. 与其他人相比，我惨遭失败的次数太多了。			
19. 我在生活中得到了相当多我所期望的东西。			
20. 不管人们怎样说，许多普通人是越过越糟，而不是越过越好了。			
合计			

注：1、2、4、6、8、9、11、12、13、15、16、19 为正序记分项目，3、5、7、10、14、17、18、20 为反序记分项目。正序记分项目，同意计 1 分，不同意计 0 分；反序记分项目，同意计 0 分，不同意计 1 分。

3. 生活满意度指数 B（LSIB）（表 8 - 10）

表 8 - 10　生活满意度指数 B（LSIB）

项目及内容	评分标准
1. 你这个年纪最大的好处是什么？	1 分……积极的答案 0 分……没有任何好处
2. 今后 5 年你打算做什么？你估计今后的生活会有什么变化？	2 分……变好，或无变化 1 分……无法预料，"各种可能性都有" 0 分……变坏
3. 你现在生活中最重要的事情是什么？	2 分……任何自身之外的事情，或令人愉快的对未来的解释 1 分……"维持现状"、保持健康或工作 0 分……摆脱现在的困境，或"目前什么重要的事情也没有"，或提起以往的经历
4. 与早期的生活相比，你现在是否幸福？	2 分……现在是最幸福的时期，过去和现在同样幸福；或无法比较出何时更幸福 1 分……最近几年有些不如以前了 0 分……以前比现在好，目前是最糟糕的时期

续表

项目及内容	评分标准
5. 你是否曾担心人们期望你做的事你却不能胜任——你无法满足人们对你的要求?	2分……不曾担心 1分……略有些担心 0分……担心
6. 如果你想怎样就能怎样。那么你最喜欢生活在哪里(国家名)?	2分……目前所在地 1分……任何地方都行 0分……任何其他地方
7. 你感到孤独的时间有多少?	2分……从未有过 1分……有时 0分……经常,十分频繁
8. 你感到生活无目的的时间有多少?	2分……从未有过 1分……有时 0分……经常,十分频繁
9. 你希望将来与好朋友在一起的时间更多一些还是自己独处的时间更多一些?	2分……现在这样很好 1分……与朋友在一起的时间更多一些 0分……自己独处的时间更多一些
10. 你在目前的生活中发现多少不幸的事情?	2分……几乎没有 1分……有一些 0分……许多
11. 当你年迈之后,事情比原先想象的好还是不好?	2分……好 1分……和预期的差不多 0分……不好
12. 你对自己生活的满意程度如何?	2分……非常满意 1分……相当满意 0分……不太满意

生活满意度评定量表结果判定

表格施测时间建议:总共约 15~20 min,每个表格预计 5 min。

结果评定:

LSR 得分在 5 分(满意度最低)和 25 分(满意度最高)之间;LSIA 得分从 0 分(满意度最低)到 20 分(满意度最高);LSIB 得分从 0 分(满意度最低)到 22 分(满意度最高)。

总分情况如下:

31~35 分:你对生活特别满意;

26~30 分:非常满意;

21~25 分:大体满意;

20 分:无所谓满意不满意;

15~19分：不大满意；

10~14分：不满意；

5~9分：特别不满意。

（三）老年幸福度量表（MUNSH）

老年幸福度量表见表8-11。

表8-11　老年幸福度量表（MUNSH）

序号	评估内容	评分标准			得分
		是	不知道	否	
1	你处于巅峰状态吗？				
2	你情绪很好吗？				
3	你对自己的生活特别满意吗？				
4	你感到很走运吗？				
5	你烦恼吗？				
6	你非常孤独或与人疏远吗？				
7	你忧虑或非常不愉快吗？				
8	你会因为不知道将会发生什么事情而担心吗？				
9	你为自己目前的生活状态感到哀怨吗？				
10	总的来说，生活处境变得使你满意吗？				
11	这段时间是你一生中最难受的时期吗？				
12	你像年轻时一样高兴吗？				
13	你所做的大多数事情都单调或令你厌烦吗？				
14	过去你感兴趣做的事情，现在仍然乐在其中吗？				
15	当你回顾一生时，感到相当满意吗？				
16	随着年龄的增加，一切事情更加糟糕吗？				
17	你感到孤独吗？				
18	今年一些小事使你烦恼吗？				
19	如果你能随便选择自己的住处的话，你愿意选择哪里？				
20	有时你感到活着没意思？				
21	你现在和年轻时一样快乐吗？				
22	大多数时候你感到生活是艰辛的吗？				
23	你对你当前的生活满意吗？				
24	和同龄人相比，你的健康状况与他们差不多，甚至更好些吗？				

老年幸福度量表评分细则

对 24 个条目，要求被测试者依据近期生活感受回答"是"（2 分），"否"（0 分）或"不知道"（1 分）。计算总分。

PA（正性情感）条目：1、2、3、4、10。

NA（负性情感）条目：5、6、7、8、9。

PE（一般正性体验）条目：12、14、15、19、21、23、24。

NE（一般负性体验）条目：11、13、16、17、18、20、22。

总分 = PA − NA + PE − NE

其中：第 19 项"现在住地"记 2 分，"别的住地"记 0 分；第 23 项"满意"记 2 分，"不满意"记 0 分。

得分范围：− 24 ~ + 24。为了便于计算，加上常数 24。记分范围为 0 ~ 48。依据总得分高低判定老人幸福度程度。得分越高，提示老人幸福度越高。

（四）讨论与思考

老年人生活质量评估的目的及意义

生活质量评估不但测量负向健康，也反映健康的积极方面。生活质量不但测量躯体健康状况和能力指标，同时也获得一些老人主观感受的资料，如对自身健康状况的认识、幸福指数、疼痛、满意度等。通过对老人生活质量的评估，让老人参与自身及家属疾病的诊断、医疗决策和治疗方案的选择，以便让临床医疗疗效更好地兼顾老人生存的时间及生存质量。

思考题

1. 我国对老年人生活质量定义是什么？

2. 生活质量的分类分为几个层次？每个层次的核心要点是什么？

3. 对生活质量的评估有哪些常用的方法？

4. 老年人生活质量常见的评估量表有哪些？至少列举 2 个。

参考文献

1. 吴仕英，肖洪松．老年综合健康评估．成都：四川大学出版社，2015.

2. 国家市场监督管理总局，国家标准化管理委员会．老年人能力评估规范（GB/T 42195—2022）. https://std. samr. gov. cn/. 2022 – 12 – 30.

（彭向东）

技能训练九　社会功能评估

一、技能训练目的

本实验为综合性实验。在了解社会功能评估的主要内容的基础上，熟悉社会功能评估的主要方法，并熟悉和应用社会生活能力概况评定问卷、社会功能缺陷筛选量表、职业功能评估调查表。

二、技能训练内容

社会功能，通常是指个人能否在社会上发挥一个公民应有的功能及其在社会上发挥作用的大小。社会功能较为直观的定义是：社会功能是各种有助于社会对环境的调适或能满足人们社会行动需要的结果。

狭义的社会功能最为基础的部分主要是日常生活活动（Activities of Daily Living，ADL），它是指人们为了维持独立的日常生活而每天必须反复进行的、最基本的、具有共性的一系列活动，包括衣、食、住、行和个人卫生等方面内容。随着人们对社会功能的日益重视，逐渐出现广义社会功能的概念。广义的社会功能除了包括上述内容外，还包括与人交往、社区生活和社会活动等，可称为社会生活能力。

（一）社会功能评估的内容

社会功能是生活质量评定的一项重要内容。正常的社会功能对人们的健康和生活质量有着极为重要的影响。人的社会生活能力是由其智能、心理、精神和情绪状态所决定的，基本内容有：①基本技巧，包括与别人打招呼和应对的能力；保持社交生活中应有的仪表（恰当的服装、整齐、清洁）的能力；表明礼貌的能力；言语沟通能力。②与别人交往能力，包括意识到别人的身份和需要的能力；意识到自己身份和需要的能力；表达自己的反应和意愿的能力；理解别人的反应和对别人施加影响的能力。③适应能力，即对家庭、社区、社会环境和生活的适应能力。

正常的社会功能的行使至少需要依靠两个方面的支撑：①社会资源：主要包括社会关系网的质量和数量。②人际交往：与亲戚、朋友、邻居、同事等的接触频度。

按照功能不同，社会功能可以分为整合功能、交流功能、导向功能、继承和发展的功能。社会功能的具体内容包括：社会生活能力，包括家庭关系、社会支持、社会角色和与他人交往等；就业情况；社会整合功能等。

一般来说，对社会功能进行评定可以从社会（日常）生活能力、家庭功能、就业能力等方面进行。

（二）社会功能的评估方法

社会生活能力评定的主要方法有以下几种。

1. 直接观察法

直接观察法是评定者通过直接观察患者 ADL 各项活动的实际完成情况来进行评定的方法。评定应尽量在患者实际进行相关活动时进行，如在患者早上起床时观察其穿衣、洗漱、修饰等活动，在进餐时间观察其进食能力等。也可由评定者向患者发出动作指令，要求患者按指令完成动作，评定者根据完成情况进行评定。评定地点既可以在患者实际生活环境中，也可以在 ADL 评定训练室内。ADL 评定训练室的设计应尽量接近患者实际生活环境，设置卧室、浴室、厕所、厨房及家具、家用电器、餐具、炊具等。直接观察法能使评定者详细观察患者的每一项日常生活活动的完成细节，得到的结果较为可靠、准确。但这种方法所需评定时间较长，对于体弱的患者，为避免疲劳可分次进行检查。

2. 间接评定法

间接评定法是通过询问的方式来收集资料和进行评定的方法，有口头询问和量表（问卷）询问两种。除了面对面的形式外，也可以采取电话、书信等形式。评定时应尽量让患者本人接受调查，如患者不能回答问题（如体力虚弱、认知障碍等）可请患者家属或护理人员回答。

间接评定法有利于评定一些不便于直接观察的较私密的活动（如穿脱内衣、大小便、洗澡等），可以在较短时间内得到评定结果，评定也较为简便，但准确性不如直接观察法，可与直接观察法结合使用。

采用间接评定法进行社会功能的评估时，通过对社会生活能力概况、社会功能缺陷情况进行量表评定，根据得分进行社会生活能力评判和就业能力的评判。以下是常见量表（问卷）。

1）社会生活能力概况评定问卷：是一个简易的评定量表，供使用者针对患者的社会生活能力进行简单快速的评定。

2）社会功能缺陷筛选量表：主要用于评定社区精神患者的社会功能缺陷程度。

3）职业功能评估调查表：是较全面的功能状态评定表，可了解残疾者就业能力的受损和残存状况。

三、技能训练方法

┌─────────────┐
│ **案例引导** │
└─────────────┘

患者李某，男，38岁，7个月前脑卒中，导致左侧偏瘫。现在仍然住院接受康复训练，不久将出院回家。请通过社会功能评定，了解李某的社会生活能力和就业能力情况，对李某的社会生活能力概况、社会功能缺陷情况进行评定，根据得分进行社会生活能力评判和就业能力的评判。

（一）社会生活能力概况评定问卷

社会生活能力概况评定问卷是一个简易的评定量表，供使用者针对患者的社会生活能力进行简单快速的评定，具体内容见表9－1。

表9－1　社会生活能力概况评定问卷

1. 上学或上班情况与伤病前大致相同
是：20分；否：0分
2. 参加社交活动（访亲探友等）
从不参加：0分；极少参加：5分；正常参加：10分
3. 参加社团活动（工会、联谊会、学会等）
从不参加：0分；极少参加：5分；正常参加：10分
4. 与别人进行打扑克、下象棋、参观旅行、打球、看球赛等文体活动
从不参加：0分；极少参加：5分；正常参加：10分
5. 与别人一道看电视、谈话、听音乐、上公园、散步、购物等业余消遣活动
从不参加：0分；极少参加：5分；正常参加：10分

该表评定的最高得分为60分，最低得分为0分。

分级判断标准为：

0分，社会生活能力重度障碍；

≤20分，社会生活能力中度障碍；

20～40分，社会生活能力轻度障碍；

60分，社会生活能力正常。

（二）社会功能缺陷筛选量表

社会功能缺陷筛选量表见表9－2。

表9－2　社会功能缺陷筛选量表

说明：该量表主要用于评定社区精神患者的社会功能缺陷程度，是进行精神医学调查中较为常用的评定工具。但该量表不适用于住院期间的评定或住院时间少于2周的患者。适用年龄为15～59岁。评定时由经过培训的评定员，重点通过对知情人的询问，参照每个项目的具体评分标准对患者做三级评定，评定范围为最近一个月的行为表现。

项目	内容	1	2
职业和工作	指工作和职业活动的能力、质量和效率，遵守劳动纪律和规章制度，完成生产任务，在工作中与他人合作等	水平明显下降，出现问题，或需减轻工作	无法工作，或工作中发生严重问题。可能或已经被处分
婚姻职能	仅评已婚者。指夫妻间相互交流，共同处理家务，对对方负责，相互间的爱、支持和鼓励	有争吵；不交流，不支持，逃避责任	经常争吵，完全不理对方或夫妻关系濒于破裂
父母职能	仅评有子女者，指对子女的生活照顾，情感交流，共同活动，以及关心子女的健康和成长	对子女不关心或缺乏兴趣	根本不负责任，或不得不由别人替她照顾孩子
社会性退缩	指主动回避和他人交往	确有回避他人的情况，经说服仍可克服	严重退缩，说服无效
家庭外的社会活动	指和其他家庭及社会的接触和活动，以及参加集体活动的情况	不参加某些应该且可能参加的社会活动	不参加任何社会活动
家庭内活动过少	指在家庭中不干事也不与人说话的情况	多数日子至少每天2小时什么都不干	几乎整天什么都不干
家庭职能	指日常家庭活动中应起的作用，如分担家务，参加家庭娱乐，讨论家事务等	不履行家庭义务，较少参加家庭活动	几乎不参加家庭活动，不理家人
个人生活自理	指保持个人身体、衣饰、住处的整洁，大小便习惯，进食等	生活自理差	生活不能自理，影响自己和他人
对外界的兴趣和关心	了解和关心单位、周围、当地和全国的重要消息和新闻	不太关心	完全不闻不问
责任心和计划性	关心本人及家庭成员的进步，努力完成任务，发展新的兴趣或计划	对进步和未来不关心	完全不关心进步和未来，没有主动性，对未来不考虑

①项目和评定标准。社会功能缺陷筛选量表（Social Disability Screening Schedule，SDSS）共包括10个项目。每项的评分为0~2分。其中0分为无异常或仅有不引起抱怨或问题的极轻微缺陷，1分为有功能缺陷，2分为有严重功能缺陷。

②评定注意事项。SDSS主要用在社区中生活的精神患者，特别适合于慢性患者，评定的重点基于对知情人的询问。评定员以受过训练的专业人员担任。一次询问平均需时5~8 min。有些受检者可能不适用若干项目，如未婚者的第2项和第3项评定，可记9分，不计入总分，原规定评定时间为最近一月。

③结果分析。SDSS统计指标为总分和单项分。我国12个地区精神疾病流行病学调查规定总分≥2分者，为有社会功能缺陷。我国残疾人抽样调查，也以上述分界值为精神残疾的标准。

④应用评价。本量表信度良好，根据流行协作组资料，经过训练后的评定员，SDSS的评定一致性为

85%~99%，Kappa 为 0.6~1.0。SDSS 可用以筛查精神疾病所致功能缺损，效度亦满意，以≥2 为分界值，精神患者阳性者为 55.5%，神经症为 7.7%，正常人为 4%。患者组与 PSE 总分的相关系数为 0.72~0.83。

SDSS 不适合于住院期间的评定，因为它主要评定各种社会角色功能。虽然它的主要用途是筛查，但也有将 SDSS 用做社区的治疗或康复效果的评价。但 SDSS 只分 3 级，而其原型 DAS/WHO 则分 6 级，这样难免会影响其反映疗效/变化的敏感度。

（三）职业功能评估调查表

职业功能评估调查表见表 9-3。

表 9-3　职业功能评估调查表

Ⅰ. 视

0. 无显著损伤。1. 在需要敏锐视力的操作中有困难。2. 损伤的程度足以干扰阅读、驾车等主要活动。3. 视力全部或几乎全部丧失。

Ⅱ. 听

0. 无显著损伤。1. 会话和用电话时有些困难。2. 能借助唇读，进行面对面的会话，但不能用电话，不能听见某些环境中有关的声音（如铃声、高音调声等）。3. 极度难听见或聋，不能理解任何言语

Ⅲ. 言语

0. 无显著损伤。1. 言语易被人理解，但音质或言语方式不悦耳；或说话时特别费力才能使他人听懂。2. 言语难于理解，往往必须重复。3. 言语不能被他人理解。

Ⅳ. 行走或活动

0. 无显著损伤。1. 速度或距离不如常人，若用轮椅，可独立自驱动和转移而无须他人帮助。2. 只能在平地上步行短的距离，若坐在轮椅上，也不能独立转移，但用电动轮椅，不用帮助至少能行动 100m 左右。3. 无行走的可能，若坐在轮椅上，在他人帮助下能走 100m 左右。

Ⅴ. 上肢功能

0. 无显著损伤。1. 一侧上肢完全或部分丧失功能，另一侧上肢完好。2. 双侧上肢至少在某种范围内丧失功能或利侧上肢有严重的功能丧失。3. 任一上肢没有有用的功能手功能。

Ⅵ. 手功能

0. 无显著损伤。1. 不能进行大多数需要精细和灵巧性、速度和协调性的作业。2. 严重损伤，但用或不用辅助物或假肢仍能进行书写和进食等 ADL 活动。3. 几乎没有或没有手功能。

Ⅶ. 协调

0. 无显著损伤。1. 眼手协调和粗大运动协调均有一些损伤，但主要功能仍完好。2. 眼手和粗大运动协调能力显著损伤。3. 几乎没有能力去控制和协调运动。

Ⅷ. 头的控制

0. 无显著损伤。1. 保持和确立头的位置有困难，在定向、平衡或外观上可有小的问题。2. 控制或旋转头部有困难，由于不能控制可轻度妨碍注视。3. 由于缺乏控制，严重地干扰或妨碍阅读时的注视和谈话时与对方保持眼神接触。

Ⅸ. 用力能力

0. 无显著损伤。1. 在需要极度用力的职业中（如需用力上举或需要大量步行、弯腰等职业中）有某些困难，但在中度用力时可以接受。2. 在任何类型的职业中，甚至只需中等的体力也不能进行。3. 即使是坐和轻度用手工作的职业都可以是对患者体力方面的苛求。

Ⅹ. 耐力

0. 无显著损伤。1. 安排休息阶段可以全天工作。2. 能半天工作。3. 每日工作不能超过 1~2 h。

Ⅺ. 运动速度

0. 无显著损伤。1. 移动速度比平均速度慢。2. 移动极慢，需要速度的竞争性职业完全不能进行。3. 运动极度迟滞。

Ⅻ. 学习能力

0. 无显著损伤。1. 能学习复杂的就业技能，但速度不正常。2. 通过特殊的训练，能掌握相当复杂的概念和操作。3. 只能学习极简单的作业并且自由通过充分的时间和重复才能完成。

ⅩⅢ. 判断

0. 无显著损伤。1. 有时做出不恰当的判断，不费时间去考虑替代方案或行为的后果。2. 经常做出仓促和不明智的决定，往往显示出不合适的行为或选择。3. 由于愚蠢或冲动性行为的结果，可能危及自己或他人。

ⅩⅣ. 坚持性

0. 无显著损伤。1. 注意广度或集中于作业或概念上的能力变化大，有时不能坚持到完成他所负责的作业。2. 注意广度有限，缺乏集中力，为使之坚持一种活动需要大量的监督。3. 注意广度极有限，没有持续的监督不能坚持进行作业。

ⅩⅤ. 知觉组织（Perceptual Organization）

0. 无显著损伤。1. 其知觉组织使之不能进行任何需要精细分辨的作业，但无明显行为损伤的证据。2. 偶尔表现出空间定向缺失（迷路或在粗大知觉问题上有困难）。3. 行为上证实有极度的知觉畸变（如粗大空间定向缺失，撞到墙上，不能鉴别物体）。

ⅩⅥ. 记忆

0. 无显著损伤。1. 偶因记忆缺陷造成一些困难。2. 记忆缺陷显著地干扰新的学习，指示和通知必须频繁地重复才能让受检者记住。3. 错乱、定向缺失、记忆几乎丧失。

ⅩⅦ. 言语功能

0. 无显著损伤。1. 言语能力轻到中度损伤，若听觉受损，能用唇读和言语交流。2. 交流有严重困难，限于说单个词或短语，或用非发音交流形式表达简单的概念，若听觉受损，用符号语言有效，但不能唇读或说话。3. 表达性交流几乎不可能。

ⅩⅧ. 阅读写作能力

0. 无显著损伤。1. 由于文化背景差异或缺乏教育，读、写有困难。2. 读、写有严重困难。3. 功能上类似文盲。

ⅩⅨ. 行为和康复目标的一致性

0. 无显著损伤。1. 行为和康复目标表现出不一致。2. 口头上同意康复目标，但往往并不遵循合适的动作。3. 往往行为与康复目标相抵触。

ⅩⅩ. 对能力和受限的准确感知

0. 无显著损伤。1. 对于由于残疾的结果而引起的职业能力的变化有不正确的理解（如排除掉太多的就业可能性，或否认一些限制的意义）。2. 不现实地理解其就业能力（如排除所有的就业可能，或否认重要的限制）。3. 拒绝接受或显著曲解其受限，关于其残疾，经常提供其他虚假的、引人入歧途的或极为不合适的信息。

ⅩⅪ. 和人们相互作用的有效性

0. 无显著损伤。1. 在社会交往中有些笨拙或口齿不清。2. 缺乏在社会中有效交往所必需的技巧。3. 明显的攻击性、退缩性、防御性、怪异或不合适的行为，常伤害个人交往。

XXⅡ. 个人的吸引力

0. 无显著损伤。1. 个人外表或卫生在某些方面是不吸引人的，但能为家人所忍受。2. 在个人外表或卫生方面，有极严重的问题，难于为他人甚至为家人所接受。3. 在个人外表或卫生方面，有极严重的问题，很可能为他人所拒绝。

XXⅢ. 由于治疗或医疗问题的缺勤

0. 无显著损伤。1. 由于医学监督、治疗或复发，每月有 1 ～ 2 日的请假。2. 平均每周需要有 1 日请假以接受医学监督或治疗。3. 由于需要几个阶段的住院，必须经常缺勤。

XXⅣ. 状态的稳定

0. 无显著损伤。1. 若有饮食、治疗或训练控制则稳定。2. 状态可能缓慢地进展，或其过程难以预料，并且可导致功能的进一步丧失。3. 状态在可以预见的将来很可能显著恶化。

XXV. 技能

0. 无显著损伤。1. 没有可以利用的为工作特需的技能，但具有一般的技能，使之能转换到其他一些工作岗位上去。2. 可以转换的工作岗位的技能没有多少，由于残疾或其他一些因素，工作特需的技能大部分无用。3. 一般的技能也没有多少。

XXVI. 工作习惯

0. 无显著损伤。1. 工作习惯有缺陷（如不守时、仪表不恰当、没有合适的阅读方法等），但愿意且能够学习这些技能，而且十分容易。2. 工作习惯有缺陷，在受雇之前可能需要进行工作调整训练。3. 工作习惯上有严重的缺陷，似乎不可能通过工作调整训练来改善。

XXVII. 工作历史

0. 无显著损伤。1. 由于年青或其他理由，没有或几乎没有具备大多数雇主可以接受的工作经验。2. 工作经历中有诸如经常拖拉或经常由于失业而变换工作。3. 有 5 年的失业期，可用的工作资料贫乏。

XXVIII. 雇主的可接受性

0. 无显著影响。1. 身体上或历史上的一些特征可能干扰某些雇主对雇员的接受度。2. 尽管对行为没有干扰（如已控制住的癫痫，有严重复发性的精神病史等），但历史上有极少为雇主和公众接受的特征。3. 目前和新近的特征不能避使该患者不为大多数可能的雇主所接受（如新近犯罪史，不能控制的癫痫，显著的行为异常）。

XXIX. 工作机会

0. 无显著影响。1. 受雇机会有些受限（如由于交通问题、地理位置问题、环境状态为雇员不能耐受等）。2. 受雇机会显著受限，几乎没有什么合适的工作条件。3. 受雇机会极度受限，可能只能居留在乡下或生活在工作机会很少的农村。

XXX. 经济上的妨碍

0. 无显著影响。1. 受雇的可能性受到经济上限制（雇员可能要求异常高的薪金或难于找到的特殊情况）。2. 由于可能丧失受益，工作选择十分受限（可能会考虑非全天或低收入的工作，以便继续从他处得益）。3. 由于会导致目前得到的好处（财政上，医疗保险的，或照护人员等）的丧失，所有可能性都不能提供比这更好的工作。

XXXI. 社会支持系统

0. 无显著影响。1. 没有或几乎没有支持系统可以利用。2. 当时的支持系统与康复目标相违背。3. 支持系统的工作明显地对抗康复的行为。

评定者可以根据量表中 0、1、2、3 四级，分别制定下述的级别。

5 分；职业能力无显著受损。6 ～ 31 分：职业能力轻度受损。32 ～ 62 分：职业能力中度受损。63 ～ 93

分：职业能力严重受损。

四、技能训练报告

（一）社会生活能力概况评定报告

（二）社会功能缺陷筛选量表

（三）职业功能评估报告

（四）讨论与思考

对社会功能进行评估时，需要考虑目标人群的不同选用适当的方法。根据不同人群的年龄、性别、健康状况、能力差异、是否有残疾等，分别进行评估。例如，对儿童、青少年、老年人等进行社会生活能力评估时，需要采用不同的量表。此外，按照不同的社会生活能力方面，可以采用各种专项评估。比如生活能力评估、工作能力评估、时间/空间定向力评估、人物定向力和社会交往能力等方面的评估。因此，同学们对所学到的社会功能的评估量表不能简单套用。必要时还需要自行设计评估问题和设计量表。

思考题

1. 社会功能具体包括哪些方面？
2. 正常的社会功能的行使需要哪些方面的支撑？
3. 社会生活能力的评定有哪些常用的方法和工具？

参考文献

1. 周立峰，杨毅. 康复评定技术. 武汉：华中科技大学出版社，2012：331.
2. 王玉龙. 康复功能评定学. 3 版. 北京：人民卫生出版社，2019.
3. 诸毅晖. 康复评定学. 上海：上海科学技术出版社，2008：215.

（彭向东）

技能训练十　中医体质量表的使用

一、技能训练目的

1. 学会王琦版中医体质量表的使用方法。
2. 掌握体质量表原始分和转换分的计算方法。
3. 能根据平和质与偏颇体质判定标准判定个体属于哪种中医体质或哪几种兼夹体质。

二、技能训练内容

1. 技能训练工具

中医体质量表（王琦版）。

2. 技能训练内容

运用中医体质量表进行个体体质判定。

（一）中医体质量表的介绍

《中医体质分类及判定》标准制订工作于2006年6月正式启动，由国家中医药管理局主管，中华中医药学会体质分会编制完成。标准共分为范围、术语和定义、中医体质9种基本分类和特征、中医体质分类的判定、附录（中医体质分类和判定表）5个部分。中医体质学者根据人体形态结构、生理功能、心理特点及反应状态，对人体体质进行了分类，制订出中医体质量表及《中医体质分类与判定》标准。该标准应用了中医体质学、遗传学、流行病学、心理测量学、数理统计学等多学科交叉的方法，经中医体质专家、临床专家、流行病学专家多次讨论论证而建立，并在全国范围内进行了21 948例流行病学调查，显示出良好的适应性、可行性。

2009年4月9日，《中医体质分类与判定》标准正式发布，该标准是我国第一部指导和规范中医体质研究及应用的文件，旨在为体质辨识及与中医体质相关疾病的防治、养生保健、健康管理提供依据，使体质分类科学化、规范化。

《中医体质分类及判定》主要研究人员王琦教授采用文献研究、流行病学调查分析、结合临床观察，提出了9种中医体质分类法，即平和质、气虚质、阳虚质、阴虚质、痰湿质、湿热质、血瘀质、气郁质和特禀质9种基本类型。

《中医体质分类与判定》标准具有指导性、普遍性及可参照性，适用于从事中医体质研究的中医临床医生、科研人员及相关管理人员，并可作为临床实践、判定规范及质量评定的重要参考依据。该标准曾在多家"治未病"中心及中医药科研单位以及各省、市、自治区（包括中国香港特别行政区、台湾地区等）试用。该体质分类法已被纳入卫生部的《国家基本公共卫生服务规范》，得到广泛的应用。

中医体质量表是按照量表开发的科学程序和方法，研制出评价中医体质类型的标准化测量工具，根据中医体质分类判定标准，可评判平和体质以及痰湿体质、湿热体质、阴虚体质、阳虚体质、气虚体质、特禀体质、气郁体质、血瘀体质8种偏颇体质，为体质辨识提供了科学的适于自评的测量工具。

中医体质量表具有如下特点：

①量表在中医体质理论指导下，从形体特征、心理特征、病理反应状态、发病倾向、适应能力等方面，提取并形成易于自评的有代表性的条目，保证了量表结构的合理性、内容的完整性、条目的代表性，是一个有充分依据的体质量表。

②填写方式以自评为主，避免了医生判断的主观性。如因文化程度较低等原因无法自评时，可由测试者逐条询问，由被测者按自己的主观感受和标准进行评价。

③量表采用标准化计分方式，将被测者的主观信息进行量化评分，易于操作，便于比较，既能对个体的体质倾向性进行判定，又能对人群的体质分布情况做出评价。而且，量表对评价指标的理论假设具有一定的全面性、科学性，研究的步骤和构想比较客观、合理，量表的实用性、再现性、亚量表内部一致性的性能评价获得了良好的结果。另外，与简明健康状况调查问卷比较也显示了效标效度，因此中医体质量表作为中医体质分类的一个指标应用是可行的，是一个适宜的测量工具，能够在一定程度上对人群以及个体的体质进行量化评价。

（二）根据量表得分判定中医体质

应用中医体质量表测评出原始分和转化分，并对照体质判定标准表对中医体质类型进行量化分类，对被测者体质类型或体质类型的倾向性做出评价。

三、技能训练方法

（一）中医体质各量表原始分的计算

体质量表填写方式以自评为主，每一条均按自己的主观感受和标准进行评价。回答量表中的全部问题，每一问题按5级评分，计算原始分，原始分为各个条目分值相加。

平和质、气虚质、阳虚质、阴虚质、痰湿质、湿热质、血瘀质、气郁质和特禀质9种中医体质量表如表10-1至表10-9所示。

表 10-1　平和质体质量表

请根据近一年的体验和感觉，回答以下问题	没有 （根本不）	很少 （有一点）	有时 （有些）	经常 （相当）	总是 （非常）
（1）您精力充沛吗？	1	2	3	4	5
（2）您容易疲乏吗？*	1	2	3	4	5
（3）您说话声音无力吗？*	1	2	3	4	5
（4）您感到闷闷不乐吗？*	1	2	3	4	5
（5）您比一般人耐受不了寒冷（冬天的寒冷，夏天的冷空调、电扇）吗？*	1	2	3	4	5
（6）您能适应外界自然和社会环境的变化吗？	1	2	3	4	5
（7）您容易失眠吗？*	1	2	3	4	5
（8）您容易忘事（健忘）吗？*	1	2	3	4	5
判断结果：□是　　□倾向是　　　□否					

注：标有 * 的条目需先逆向计分，即：1→5，2→4，3→3，4→2，5→1，逆向计分再计算原始分。

表 10-2　气虚质体质量表

请根据近一年的体验和感觉，回答以下问题	没有 （根本不）	很少 （有一点）	有时 （有些）	经常 （相当）	总是 （非常）
（1）你容易疲乏吗？	1	2	3	4	5
（2）您容易气短（呼吸短促，接不上气）吗？	1	2	3	4	5
（3）您容易心慌吗？	1	2	3	4	5
（4）您容易头晕或站起时晕眩吗？	1	2	3	4	5
（5）您比别人容易患感冒吗？	1	2	3	4	5
（6）您喜欢安静、懒得说话吗？	1	2	3	4	5
（7）您说话声音无力吗？	1	2	3	4	5
（8）您活动量稍大就容易出虚汗吗？	1	2	3	4	5
判断结果：□是　　□倾向是　　　□否					

表 10-3　阳虚质体质量表

请根据近一年的体验和感觉，回答以下问题	没有 （根本不）	很少 （有一点）	有时 （有些）	经常 （相当）	总是 （非常）
（1）您手脚发凉吗？	1	2	3	4	5
（2）您胃脘部、背部或腰膝部怕冷吗？	1	2	3	4	5
（3）您感到怕冷、衣服比别人穿得多吗？	1	2	3	4	5

请根据近一年的体验和感觉，回答以下问题	没有（根本不）	很少（有一点）	有时（有些）	经常（相当）	总是（非常）
（4）您比一般人耐受不了寒冷（冬天的寒冷，夏天的冷空调、电扇等吗?）	1	2	3	4	5
（5）您比别人容易患感冒吗？	1	2	3	4	5
（6）您吃（喝）凉的东西会感到不舒服或者怕吃（喝）凉东西吗？	1	2	3	4	5
（7）你受凉或吃（喝）凉的东西后，容易腹泻（拉肚子）吗？	1	2	3	4	5
判断结果：□是　□倾向是　　□否					

表 10 – 4　阴虚质体质量表

请根据近一年的体验和感觉，回答以下问题	没有（根本不）	很少（有一点）	有时（有些）	经常（相当）	总是（非常）
（1）您感到手脚心发热吗？	1	2	3	4	5
（2）您感觉身体、脸上发热吗？	1	2	3	4	5
（3）您皮肤或口唇干吗？	1	2	3	4	5
（4）您口唇的颜色比一般人红吗？	1	2	3	4	5
（5）您容易便秘或大便干燥吗？	1	2	3	4	5
（6）您面部两边潮红或偏红吗？	1	2	3	4	5
（7）您感到眼睛干涩吗？	1	2	3	4	5
（8）您活动量稍大就容易出虚汗吗？	1	2	3	4	5
判断结果：□是　□倾向是　　□否					

表 10 – 5　痰湿质体质量表

请根据近一年的体验和感觉，回答以下问题	没有（根本不）	很少（有一点）	有时（有些）	经常（相当）	总是（非常）
（1）您感到胸闷或腹部胀满吗？	1	2	3	4	5
（2）您感到身体不轻松或不爽快吗？	1	2	3	4	5
（3）您腹部肥满松软吗？	1	2	3	4	5
（4）您有额部油脂分泌多的现象吗？	1	2	3	4	5
（5）您上眼睑比别人肿（仍轻微隆起的现象）吗？	1	2	3	4	5
（6）您嘴里有黏黏的感觉吗？	1	2	3	4	5

请根据近一年的体验和感觉，回答以下问题	没有（根本不）	很少（有一点）	有时（有些）	经常（相当）	总是（非常）
（7）您平时痰多，特别是咽喉部总感到有痰堵着吗？	1	2	3	4	5
（8）您舌苔厚腻或有舌苔厚厚的感觉吗？	1	2	3	4	5
判断结果：□是　□倾向是　　□否					

表 10 - 6　湿热质体质量表

请根据近一年的体验和感觉，回答以下问题	没有（根本不）	很少（有一点）	有时（有些）	经常（相当）	总是（非常）
（1）您面部或鼻部有油腻感或者油亮发光吗？	1	2	3	4	5
（2）你容易生痤疮或疮疖吗？	1	2	3	4	5
（3）您感到口苦或嘴里有异味吗？	1	2	3	4	5
（4）您大便黏滞不爽、有解不尽的感觉吗？	1	2	3	4	5
（5）您小便时尿道有发热感、尿色浓（深）吗？	1	2	3	4	5
（6）您带下色黄（白带颜色发黄）吗？（限女性回答）	1	2	3	4	5
（7）您的阴囊部位潮湿吗？（限男性回答）	1	2	3	4	5
判断结果：□是　□倾向是　　□否					

表 10 - 7　血瘀质体质量表

请根据近一年的体验和感觉，回答以下问题	没有（根本不）	很少（有一点）	有时（有些）	经常（相当）	总是（非常）
（1）您的皮肤在不知不觉中会出现青紫瘀斑（皮下出血）吗？	1	2	3	4	5
（2）您两颧部有细微红丝吗？	1	2	3	4	5
（3）您身体上有哪里疼痛吗？	1	2	3	4	5
（4）您面色晦黯或容易出现褐斑吗？	1	2	3	4	5
（5）您容易有黑眼圈吗？	1	2	3	4	5
（6）您容易忘事（健忘）吗？	1	2	3	4	5
（7）您口唇颜色偏黯吗？	1	2	3	4	5
判断结果：□是　□倾向是　　□否					

表 10-8 气郁质体质量表

请根据近一年的体验和感觉，回答以下问题	没有（根本不）	很少（有一点）	有时（有些）	经常（相当）	总是（非常）
（1）您感到闷闷不乐吗？	1	2	3	4	5
（2）您容易精神紧张、焦虑不安吗？	1	2	3	4	5
（3）您多愁善感、感情脆弱吗？	1	2	3	4	5
（4）您容易感到害怕或受到惊吓吗？	1	2	3	4	5
（5）您胁肋部或乳房腹痛吗？	1	2	3	4	5
（6）您无缘无故叹气吗？	1	2	3	4	5
（7）您咽喉部有异物感，且吐之不出、咽之不下吗？	1	2	3	4	5
判断结果：□是 □倾向是 □否					

表 10-9 特禀质体质量表

请根据近一年的体验和感觉，回答以下问题	没有（根本不）	很少（有一点）	有时（有些）	经常（相当）	总是（非常）
（1）您没有感冒时也会打喷嚏吗？	1	2	3	4	5
（2）您没有感冒时也会鼻塞、流鼻涕吗？	1	2	3	4	5
（3）您有因季节变化、温度变化或异味等原因而咳喘的现象吗？	1	2	3	4	5
（4）您容易过敏（对药物、食物、气味、花粉或在季节交替、气候变化时）吗？	1	2	3	4	5
（5）您的皮肤容易起荨麻疹（风团、风疹块、风疙瘩）吗？	1	2	3	4	5
（6）您的因过敏出现过紫癜（紫红色瘀点、瘀斑）吗？	1	2	3	4	5
（7）您的皮肤一抓就红，并出现抓痕吗？	1	2	3	4	5
判断结果：□是 □倾向是 □否					

（二）中医体质量表转化分的计算

回答《中医体质分类与判定表》中的全部问题，每一问题按5级评分，计算每个表的原始分及转化分，依标准判定体质类型。

原始分＝各个条目分值相加

转化分数＝［（原始分－条目数）/（条目数×4）］×100

（三）中医体质的判定

得到各量表的转化分后，就可以对个体的体质进行判定。其中平和质为正常体质，其他8种体质为偏颇体质。判定标准如表10-10所示。

根据中医体质类型的判断，可以明确了解个体身体状况，从而对其进行生活、饮食、运动、情绪等各方面的调理，有利于促进健康和管理健康。

表10-10 平和质与偏颇体质判定标准

体质类型	条件	判定结果
平和质	转化分≥60分	是
	其他8种体质转化分均<30分	
	转化分≥60分	基本是
	其他8种体质转化分均<40分	
	不满足上述条件者	否
偏颇体质	转化分≥40分	是
	转化分30~39分	倾向是
	转化分<30分	否

示例1：某人各体质类型转化分如下：平和质75分，气虚质56分，阳虚质27分，阴虚质25分，痰湿质12分，湿热质15分，血瘀质20分，气郁质18分，特禀质10分。根据判定标准，虽然平和质转化分≥60分，但其他8种体质转化分并未全部<40分，其中气虚质转化分≥40分，故此人不能判定为平和质，应判定为是气虚质。

示例2：某人各体质类型转化分如下：平和质75分，气虚质16分，阳虚质27分，阴虚质25分，痰湿质32分，湿热质25分，血瘀质10分，气郁质18分，特禀质10分。根据判定标准，平和质转化分≥60分，且其他8种体质转化分均<40分，可判定为基本是平和质，同时，痰湿质转化分为30~39分，可判定为痰湿质倾向，故此人最终体质判定结果基本是平和质，有痰湿质倾向。

注意：最终个体体质判定可能为一种体质，也可能为多种体质的兼夹体质。

四、技能训练报告

1. 技能训练目的
围绕本次技能训练要求，对需要了解、熟悉和掌握的内容进行填写。

2. 对本次技能训练工具评价

中医体质量表的作用与意义是什么？

3. 个体的中医体质判定

（1）请记录中医体质分类和判定自测过程中的原始分和转化分

体质类型	原始分	转化分
平和质		
气虚质		
阳虚质		
阴虚质		
痰湿质		
湿热质		
血瘀质		
气郁质		
特禀质		

（2）请根据表10-10判定自己的体质类型，并写出判定依据。

4. 知识拓展

根据自测出的中医体质类型，结合所学的中医相关知识展开描述此体质类型的常见表现及舌象、脉象特征。

（郭慧宁）

技能训练十一　体检报告解读

一、技能训练目的

1. 对常用生理、生化指标的临床意义及异常评价的理论知识进行实际的应用。
2. 学会阅读和分析常规的体检报告。
3. 能对案例体检报告中的异常结果进行临床解读。

二、技能训练内容

（一）生理生化指标的含义

生理生化是指人体的生理功能及生化生物指标，生理生化活动是生命体基本的过程。生理功能是指生物体或细胞器官组织甚至某个具体结构，对于生物体的各项生命活动所起的特定的生理作用，例如血红蛋白的生理作用是运输氧气，有利于生物的有氧呼吸作用。生化指标包括多项内容，如肝功能检查指标、肾功能检查指标、血糖及血脂检查指标、心肌酶检查指标、电解质检查指标等等，每种指标都有不同的正常范围。肝功能中的转氨酶也有不同的指标，包括谷丙转氨酶、谷草转氨酶，另外，血脂中的甘油三酯胆固醇都有不同的指标，生化指标有多种，每种指标都有不同的正常范围值。

我们通过测定生理生化指标来发现生命活动规律，揭示生命现象的本质，认识生物体的物质代谢、能量转化和生长发育等的规律与机理、调节与控制以及生物体内外环境条件对其生命活动的影响。

（二）技能训练案例

本次技能训练通过两个案例来强化生理生化指标的临床意义及异常指标的临床解读的理论学习内容。

案例 1

体检者陈某，男性，59 岁，身高 174 cm，体重 76 kg，血压 77/117 mmHg，腰围：88 cm，臀围 101 cm。

综合报告单

检验项目：尿常规				
项目名称	结果	参考值	单位	标志
尿微量白蛋白与尿肌酐比值测定	<3.4	<30	mg/g	
尿胆原	–	– ~ ±		
胆红素	–	–		
尿酮体	–	–		
隐血	–	–		
尿蛋白	–	–		
亚硝酸盐	–	–		
尿白细胞	–	–		
尿糖	–	–		
尿比重	1.020	1.003 ~ 1.030		
酸碱度	6.5	5.4 ~ 8.4		
维生素 C	–	–		
镜检白细胞	0 – 0	0 ~ 5	Cell/HP	
镜检红细胞	0 – 0	0 ~ 3	Cell/HP	
镜检管型	0 – 0	0 ~ 0	Cast/LP	
镜检结晶	–	–	–	
检验项目：生化				
项目名称	结果	参考值	单位	标志
血清磷酸肌酸激酶	146.30	≤200	U/L	
肌酸激酶同工酶	15.10	0 ~ 24	U/L	
超敏 C 反应蛋白 CRP	0.91	0 ~ 2.1	mg/L	
同型半胱氨酸	8.20	0 ~ 15	μmol/L	
检验项目：免疫发光				
项目名称	结果	参考值	单位	标志
超敏促甲状腺激素（TSH）	1.63	0.55 ~ 5.5	mIU/L	
三碘甲状腺原氨酸（T3）	1.28	0.9 ~ 3	ng/mL	
甲状腺素（T4）	41.14	40 ~ 135	ng/mL	

游离三碘甲状腺原氨酸（FT3）	1.74	1.5 ~ 5	pg/mL	
游离甲状腺素（FT4）	12.72	6.75 ~ 28	pg/mL	
血清泌乳素测定	403.26	42.5 ~ 414	mIU/L	
睾酮测定	5.03	男：20 ~ 49 岁 2.49 ~ 8.36 ≥50 岁 1.93 ~ 7.40 女：20 - 49 岁 0.084 ~ 0.481 ≥50 岁 0.029 ~ 0.408	ng/mL	
血清肌钙蛋白 I 测定	0.363	0 ~ 1.68	ng/mL	

检验项目：多肿瘤标志物

项目名称	结果	参考值	单位	标志
甲胎蛋白（AFP）（发光法 - 定量）	4.66	0 ~ 10	ng/mL	
癌胚抗原（CEA）（发光法 - 定量）	2.56	0 ~ 5	ng/mL	
糖类抗原 19 - 9 测定（CA19 - 9）	3.86	0 ~ 37	U/mL	
β2 微球蛋白检测	1.28	0.5 ~ 4	μg/mL	
血清铁蛋白测定	240.4	15 ~ 350	ng/mL	
糖类抗原 15 - 3 测定（CA15 - 3）	5.79	0 ~ 28	U/mL	
糖类抗原 242 测定（CA242）	2.50	0 ~ 20	U/mL	
糖类抗原 50 测定（CA50）	2.38	0 ~ 20	U/mL	
神经元特异性烯醇化酶	4.36	0 ~ 15	ng/mL	
生长激素	0.07	0 ~ 10	ng/mL	
鳞状上皮细胞癌相关抗原测定	0.37	0 ~ 1.2	ng/mL	
降钙素	0.96	0 ~ 10	pg/mL	
糖类抗原 72 - 4 测定（CA72 - 4）	6.36	0 ~ 10	U/mL	
细胞角蛋白 19 片段测定	2.28	0 ~ 3.3	ng/mL	
血清 a - L - 岩藻糖苷酶测定	23.8	0 ~ 40	U/L	
EB 病毒壳抗原 IgA 抗体	0.38	0 ~ 1	S/Co	
胃蛋白酶原 I	68.1	50 ~ 200	ng/mL	
胃蛋白酶原 II	5.4	0 ~ 15	ng/mL	
胃蛋白酶原比值	12.61	>3		

前列腺特异性抗原	0.97	0 ~ 4	ng/mL	
游离前列腺特异性抗原	0.23	0 ~ 1	ng/mL	
f – PSA/T – PSA	0.24	0.25 ~ 1		↓

检验项目：生化—肝功

项目名称	结果	参考值	单位	标志
血清总胆红素	15.14	0 ~ 25	μmol/L	
血清直接胆红素	4.28	0 ~ 6.84	μmol/L	
血清间接胆红素	10.86	3.4 ~ 13.7	μmol/L	
血清总蛋白	65.95	62 ~ 80	g/L	
血清白蛋白	41.90	35 ~ 55	g/L	
血清球蛋白	24.05	20 ~ 40	g/L	
白蛋白/球蛋白	1.74	1.2 ~ 2.4		
血清丙氨酸氨基转移酶	9.00	0 ~ 37	U/L	
血清天冬氨酸氨基转移酶	18.00	0 ~ 37	U/L	
谷草转氨酸/谷丙转氨酶	2.00	1 ~ 3		
血清碱性磷酸酶	83.80	45 ~ 150	U/L	
血清胆碱脂酶测定	9331.56	4000 ~ 12 600	U/L	
血清 γ – 谷氨酰基转移酶	29.00	11 ~ 49	U/L	
乳酸脱氢酶	194.10	155 ~ 300	U/L	
腺苷脱氨酶	10.30	4 ~ 20	U/L	

检验项目：生化—肾功

项目名称	结果	参考值	单位	标志
血清尿素	4.89	1.7 ~ 8.3	mmol/L	
血清肌酐	80.14	17.7 ~ 107	μmol/L	
血清尿酸	304.90	200 ~ 415	μmol/L	
血清胱抑素 C 测定	0.83	0 ~ 1.17	mg/L	

检验项目：生化—血糖

项目名称	结果	参考值	单位	标志
空腹血糖	5.78	3.9 ~ 6.1	mmol/L	

检验项目：生化—血脂

项目名称	结果	参考值	单位	标志
总胆固醇	4.79	3.1 ~ 5.2	mmol/L	
甘油三酯	0.65	0.4 ~ 1.82	mmol/L	
高密度脂蛋白胆固醇	2.29	≥0.9	mmol/L	
低密度脂蛋白胆固醇	2.06	0 ~ 3.1	mmol/L	
血清载脂蛋白 A1 测定	1.61	1 ~ 1.6	g/L	↑
血清载脂蛋白 B 测定	0.80	0.6 ~ 1.1	g/L	
血清脂蛋白 α 测定	55.60	0 ~ 300	mg/L	
动脉硬化指数（AI）	1.09	0 ~ 4		

检验项目：生化—糖化

项目名称	结果	参考值	单位	标志
糖化血红蛋白	5.8	4 ~ 6.1	%	

检验项目：血清

项目名称	结果	参考值	单位	标志
胃泌素 - 17（G - 17）检测	68.29	35.46 ~ 104.58	pg/mL	

检验项目：血常规五分类

项目名称	结果	参考值	单位	标志
白细胞	5.42	3.5 ~ 9.5	10^9/L	
中性粒细胞百分比	59.60	40 ~ 75	%	
淋巴细胞百分比	30.10	20 ~ 50	%	
单核细胞百分比	8.20	3 ~ 10	%	
嗜酸性粒细胞百分比	1.70	0.4 ~ 8.0	%	
嗜碱性粒细胞百分比	0.40	0 ~ 1	%	
中性粒细胞数	3.24	1.8 ~ 6.3	10^9/L	
淋巴细胞数	1.63	1.1 ~ 3.2	10^9/L	
单核细胞数	0.44	0.1 ~ 0.6	10^9/L	
嗜酸性粒细胞数	0.09	0.02 ~ 0.52	10^9/L	
嗜碱性粒细胞数	0.02	0 ~ 0.06	10^9/L	
红细胞	4.26	4.3 ~ 5.8	10^12/L	↓
血红蛋白	141	130 ~ 175	g/L	

红细胞压积	42.50	40~50	%	
平均红细胞体积	99.9	82~100	fL	
平均血红蛋白量	33.10	27~34	pg	
平均血红蛋白浓度	331.00	316~354	g/L	
红细胞分布宽度－SD	43.1	21~52	fL	
血小板	158.00	125~350	10^9/L	
血小板平均体积	9.5	6.5~12.0	fL	
血小板分布宽度	15.8	9~17		
血小板容积	0.150	0.108~0.282	%	

检验项目：前列腺功能检查

项目名称	结果	参考值	单位	标志
前列腺小体外泄蛋白	0.34	0~1.2	ng/mL	

外科

项目名称	检查结果
皮肤	未见异常
浅表淋巴结	未见异常
甲状腺	右叶甲状腺结节
乳房	未见异常
脊柱	未见异常
四肢关节	未见异常
肛门指诊	未见异常
前列腺	前列腺增生Ⅰ°，表面光滑，质韧，正中沟变浅
外生殖器	未见异常
科室小结	右叶甲状腺结节，前列腺增生Ⅰ°，表面光滑，质韧，正中沟变浅

眼科

项目名称	检查结果
裸眼视力右	0.8
裸眼视力左	0.8
外眼检查	右眼泪阜色素痣
眼底检查	未见明显异常

裂隙灯检查	未见异常
右眼眼压	14 mmHg
左眼眼压	13 mmHg
科室小结	裸眼视力右值偏低（0.8） 裸眼视力左值偏低（0.8） 右眼泪阜色素痣

耳鼻喉

项目名称	检查结果
耳	未见异常
鼻	未见异常
口咽	慢性咽炎
科室小结	慢性咽炎

口腔科

项目名称	检查结果
牙周	牙龈萎缩
口腔黏膜	未见异常
颌面部	未见异常
牙体	局部活动义齿
科室小结	牙龈萎缩 局部活动义齿

彩超室

项目名称	检查结果
检查描述	超声条件及图像质量【乙】 肝脏形态大小正常，包膜完整，肝内回声细密，分布尚均匀，血管纹理欠清晰。肝内见强回声。CDFI：未见明显异常血流信号。 胆囊大小正常范围，胆汁透声尚可，胆囊腔内未见明显异常回声。胆总管近端未见扩张。 脾脏形态大小正常，包膜完整，内部回声均匀。CDFI：未见明显异常血流信号。 双肾形态大小正常范围，包膜光滑，集合系统未见明显分离。右肾内见无回声 20 mm × 18 mm。CDFI：血流灌注良好。 双叶甲状腺形态大小正常，峡部厚度正常，包膜完整，内部回声欠均匀。甲状腺右叶内见低回声 3 mm × 2 mm。CDFI：未见明显异常血流信号。 双侧颈动脉内径正常，管壁未见增厚，内膜毛糙，管腔无明显狭窄和扩张。CDFI：显示血管充盈良好。 前列腺大小正常，包膜完整，内部回声欠均匀，其内见强回声。

检查结论	肝内脂肪浸润 肝内钙化灶 右肾囊肿 双叶甲状腺回声欠均匀 右叶甲状腺结节 双侧颈动脉内膜毛糙 前列腺钙化灶 胆、脾、左肾目前未见明显占位性病变
影像附件1	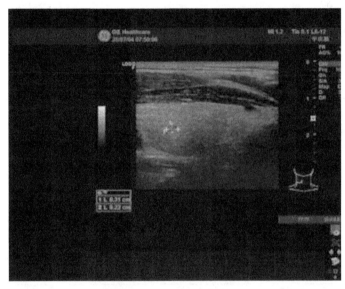
影像附件2	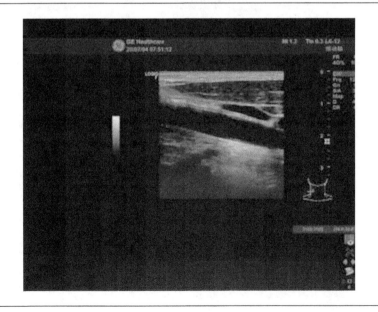

影像附件 3	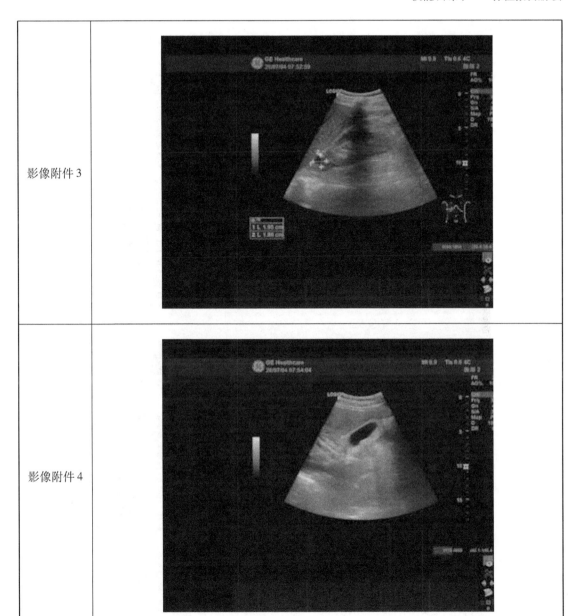
影像附件 4	

影像附件 5	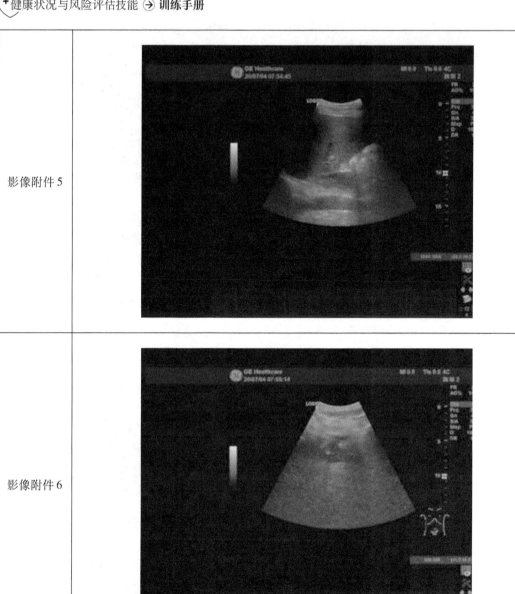
影像附件 6	

放射科	
项目名称	检查结果
检查描述	腰椎椎体排列可，各椎体形状如常，各椎体皮质变薄，未见压缩变形或椎体移位，部分椎体缘骨质增生，各椎体间隙未见明显异常改变，椎体附件未见异常。
检查结论	腰椎轻度退行性改变。
CT 室	
项目名称	检查结果

检查描述	胸廓对称；两肺纹理清晰，肺纹理走行自然，左肺下叶见小结节状稍高密度影，直径约为4mm，两肺上叶见斑点状钙化影及索条影；余两肺未见明显实变影，气管及诸叶、段支气管通畅。纵隔窗示纵隔居中，纵隔内未见明显肿大淋巴结。两侧胸腔未见明显积液征象。心脏形态、大小未见明显异常。
检查结论	左肺下叶小结节，请结合临床，建议随访复查。 两肺上叶陈旧性病灶。

心电图

项目名称	检查结果
检查描述	增益：10 mm/mV 走速：25 mm/s 心率：48 bpm PR 间期： 167 ms QRS 时限：78 ms QT 间期：391 ms QTC 间期：392 ms P 电轴：13 Angle QRS 电轴： −22 Angle T 电轴：41 Angle RV5：1.82 mV SV1：0.29 mV
检查结论	窦性心动过缓（HR：48 次/分）
影像附件 1	

呼气试验

项目名称	检查结果
C13 呼气试验（HP）	呼气试验阴性

案例 2

体检者曾某，女性，60 岁。

一般检查			
项目	结果	单位	参考区间
身高	163.0	cm	
体重	56.80	kg	
体质指数	21.38	kg/m^2	
体检血压（收缩压）	141	mmHg	
体检血压（舒张压）	89	mmHg	

内科	
项目	结果
胸部	双侧对称无畸形
心率	72 次/分
心律	规整
心音	心音正常，各瓣膜区未闻及病理性杂音
心界	不大
肺	双肺未闻及病理性呼吸音
腹部	未见异常
肝脏	肋下未触及
胆囊	未见异常
脾脏	肋下未触及
肾脏	双肾区无叩击痛
神经系统	生理反射存在
体检所见：	未见异常

外科	
项目	结果
皮肤	未见异常
浅表淋巴结	未见异常
甲状腺	双侧甲状腺对称，质中，表面粗糙，无触痛
乳腺	双侧局限增厚呈片状，大小不一，质韧而不硬，增厚区与周围乳腺组织分界不清
脊柱	未见异常
四肢与关节	未见异常
肛诊	肛门齿状线上、下均可触及紫红色包块，下部被肛管皮肤所覆盖

体检所见：	混合痔 双侧甲状腺表面粗糙 双侧乳腺退化不全

妇科	
项目	结果
月经史	绝经年龄（50）岁
孕产史	妊娠（2）次分娩（1）次
手术史	剖腹产（1）次药物流产（1）次
外阴	未见异常
阴道	通畅
分泌物	未见异常
宫颈	未见异常
子宫体	未见异常
附件	未见异常
白带	清洁度Ⅰ度
体检所见	妇科检查未见异常

眼科	
项目	结果
右眼裸视	4.5/0.3
左眼裸视	4.6/0.4
色觉	正常
眼睑	未见异常
泪器	未见异常
结膜	未见异常
眼球	未见异常
角膜	未见异常
前房	未见异常
虹膜	未见异常
瞳孔	未见异常
晶状体	未见异常
玻璃体	未见异常
眼底	未见异常
杯盘比	正常
体检所见	双眼视力低于正常标准5.0/1.0

腹部超声	

项目	结果
肝脏彩超	肝脏形态大小正常，包膜光滑，实质回声均匀，管道结构清晰。未见异常血流信号。
胆囊彩超	胆囊大小形态正常，壁不厚，腔内未见异常回声。肝内外胆管未见扩张。未见异常血流信号。
脾脏彩超	形态大小正常，回声均质。未见异常血流信号。
胰腺彩超	形态大小正常，回声均质，主胰管不宽。未见异常血流信号。
肾脏彩超	双肾形态大小正常，皮髓质清晰，肾盂无扩张。未见异常血流信号。
检查所见：	肝、胆、脾、胰、双肾未见异常

盆腔超声

项目	结果
子宫彩超	绝经后子宫体积缩小，内膜不厚。子宫内可见一个低回声区，大小约（1.7×1.7）cm，内可见斑片状强回声，后伴声影。
附件彩超	双侧卵巢显示不清。
其他	子宫直肠窝探及不规则液性暗区（1.6×1.1）cm。
检查所见：	子宫萎缩，子宫肌瘤伴钙化，双侧卵巢显示不清盆腔积液（少量）

颈动脉彩超

项目	结果
颈动脉彩超	左侧颈总动脉内壁不规则增厚，内－中膜（IMT）厚度1.0 mm，内膜面不光滑。右侧颈总动脉内壁不规则增厚，内－中膜（IMT）厚度1.0 mm，内膜面不光滑。
检查所见：	双侧颈总动脉内－中膜增厚

甲状腺彩超

项目	结果
甲状腺	右叶甲状腺内见数个低回声、无回声结节，最大无回声结节约（0.4×0.3）cm，结节周边无血管环绕。
检查所见：	右叶甲状腺结节

乳腺彩超

项目	结果
乳腺彩超	双侧乳腺腺体层内局部结构稍紊乱，回声不均，未见异常血流。
检查所见：	双侧乳腺退化不全

心电图

项目	结果
检查所见：	正常心电图

生化检验		标本类型：血液	标本状态：正常
项目	结果	单位	参考区间
丙氨酸氨基转移酶（ALT）	15	U/L	0~40

天门冬氨酸氨基转移酶（AST）	20	U/L	0～40
γ-谷氨酰转移酶（GGT）	8	U/L	0～50
碱性磷酸酶（ALP）	63.00	U/L	34～150
乳酸脱氢酶（LDH）	209	U/L	103～245
总蛋白（TP）	78.6	g/L	60～87
白蛋白（ALB）	43.9	g/L	35～55
球蛋白（GLB）	34.7	g/L	15～40
白蛋白/球蛋白（A/G）	1.27		1.2～2.5
总胆红素（T-BIL）	7.15	μmol/L	2～20
间接胆红素（IBIL）	5.83	μmol/L	2～15
直接胆红素（DBIL）	1.32	μmol/L	0～6.8
总胆固醇（TC）	4.63	mmol/L	2.33～5.18
甘油三酯（TG）	0.74	mmol/L	0.2～1.70
高密度脂蛋白胆固醇（HDL-CHO）	1.54	mmol/L	1.04～1.55
低密度脂蛋白胆固醇（LDL-CHO）	2.57	mmol/L	1.1～3.37
尿素（Urea）	5.50	μmol/L	1.7～8.3
肌酐（Cr）	49.90	μmol/L	20～100
尿酸（UA）	244.00	μmol/L	90～360
空腹血糖（FPG）	5.36	μmol/L	3.6～6.09
血清钙（Ca）	2.15	mmol/L	2～2.93
肿瘤检测	标本类型：血清		标本状态：正常
项目	结果	单位	参考区间
甲胎蛋白（联）	0.96	ng/mL	0～10
癌胚抗原（联）	0.68	ng/mL	0～5
癌抗原19-9（联）	5.56	U/mL	0～37
癌抗原125（联）	1.85	U/mL	0～35
癌抗原15-3（联）	10.17	U/mL	0～28
EB病毒衣壳抗原IgA抗体（联）	0.12	S/Co	0～1
肿瘤检测	标本类型：血清		标本状态：正常
项目	结果	单位	参考区间
甲胎蛋白（AFP）（酶免法）	1.98	ng/mL	0～20
癌胚抗原（CEA）（酶免法）	1.95	ng/mL	0～5
尿素呼气试验	标本类型：气体		标本状态：正常
项目	结果	单位	参考区间
C14尿素呼气试验	0	cpm	0～50

检验结果： 碳十四尿素呼气试验阴性			
血常规		标本类型：全血	标本状态：正常
项目	结果	单位	参考区间
红细胞计数（RBC）	3.50	10^12/L	3.5～5.8
血红蛋白（HGB）	108.0↓	g/L	110～165
红细胞压积（HCT）	32.7↓	%	35～45
平均红细胞体积（MCV）	93.40	fL	80～97
平均红细胞血红蛋白含量（MCH）	30.90	pg	26.5～33.5
平均红细胞血红蛋白浓度（MCHC）	330	g/L	315～360
红细胞体积分布宽度变异系数（RDW－CV）	12.8	%	10～15
红细胞体积分布宽度标准差（RDW－SD）	45.30	fL	40～53
白细胞计数（WBC）	5.60	10^9/L	4～10
中间细胞百分比（%MON）	7.20	%	2～12
中间细胞绝对值（MON#）	0.40	10^9/L	0.14～0.8
中性粒细胞百分比（%GRA）	53.80	%	43～72
中性粒细胞绝对值（GRA#）	3.00	10^9/L	1.2～6.8
淋巴细胞百分比（%LYM）	39.00	%	17.5～48
淋巴细胞绝对值（LYM#）	2.20	10^9/L	1.2～3.2
血小板（PLT）	150.0	10^9/L	100～350
平均血小板体积（MPV）	11.20	fL	6.5～12.5
血小板容积分布宽度（PDW）	14.40	fL	10～15
大血小板比率（P－LCR）	35.40	%	13～43
尿常规		标本类型：尿液	标本状态：正常
项目	结果	单位	参考区间
比重（SG）	1.025		1.004～1.03
pH值（pH）	5.00		4.5～8
白细胞（LEU）	neg		
隐血（ERY）	neg		
亚硝酸盐（NIT）	neg		
酮体（KET）	neg		
胆红素（BIL）	neg		
尿胆元（UBG）	neg		
蛋白质（PRO）	neg		
葡萄糖（GLU）	neg		
便常规		标本类型：粪	标本状态：正常

项目	结果
颜色形状	黄软便
白细胞	镜检未见异常
红细胞	镜检未见异常
虫卵	未见虫卵
螺旋CT	
项目	结果
胸部平扫	放射学所见： 两侧胸廓对称。肺窗示右肺下叶可见小片状斑点影，边界不清。两侧肺门未见明显增大。纵隔窗示心影及大血管形态正常，纵隔内未见肿块及明显肿大淋巴结。无胸腔积液及胸膜增厚。
检查所见：　肺部炎症可能，建议复查。	

三、技能训练方法

①在拿到一份体检报告时，一般先看体检结论，重点关注异常指标。

②定性的指标，报告中会用阳性或者阴性来表示。阳性用"＋"号表示，"＋"号的多少，表示强弱的不同，超过两个"＋"号，往往提示明确的阳性结果。而"＋－"号则表示弱阳性，意义不大。

③数值方面的检查项目，如果与正常值非常接近，往往临床意义不大。所有的指标都是相对的，尤其报告中的有些指标本身的临床价值就不大。

④体检报告中反映出某个特定指标异常时，不能仅凭这一个指标来确定是否患病，要寻求相关联的其他指标来综合评判。

⑤体检报告阳性或指标异常说明：不正常、或超过正常范围、或发现异常情况，或特殊情况下的生理现象，所以报告中阳性、超出/低于参考值并不等于一定患病。

a. 以血标本为例，处于激动、兴奋、恐惧状态时，可使血红蛋白、白细胞增高。运动后，因能量消耗，体液丢失，呼吸急促，可造成许多检验结果的变化，如肌酸激酶（CK）等一过性升高，还可引起血中钾、钠、钙、白蛋白、血糖等成分的变化。另外，有些指标敏感性很高，如：血压的测量，人的血压本身就是动态的、波动的，不能根据一次血压确定为高血压病。尤其是临床上常见"诊室高血压"，容易误诊。

b. 饮食对体检结果也会产生影响。进食可使血液中许多化学成分发生变化，如体检前一晚进食火锅或者烤肉等高脂饮食，第二天体检时可能导致甘油三酯或尿酸升高；体检近期多次饮酒，可能体检结果发现转氨酶升高；长期素食者可使低密度脂蛋白、极低密度脂蛋白偏低，总脂质浓度也会减少，胆固醇和TG降低。

c. 药物对体检结果也会产生一定的影响。口服避孕药可使甲状腺结合球蛋白铁、甘油三脂增高，而白蛋白和锌降低。如果正在口服他汀类药物，可能引起ALT、AST一时性升高，停药后肝功能很快恢复正常。

控制这些现象的方法就是做好体检前的准备工作，严格按照体检须知执行。

⑥排除上述可能引起指标异常的原因后，报告中指标超出参考范围过大的，建议体检者再次随访或及时去专业医疗机构对应的科室做详细的、有针对性的诊查。

⑦体检中发现的疾病，只有很少一部分是单个、独立的，有很大部分与其他器官或者系统有关联。解读体检报告时，一定要把所有的异常或者处于正常高值的异常指标联系起来，全面分析。

⑧结合其他体检结果横向地综合分析，结合历年的体检数据与指标等做连贯的纵向的分析。

四、技能训练报告

1. 技能训练目的

围绕本次技能训练课要求，对需要了解、熟悉和掌握的内容进行填写。

2. 根据体检案例回答问题

（1）请计算案例 1 中体检者的 BMI 指数？

（2）案例 1 中体检者有肝内脂肪浸润，其临床意义是什么？结合他的体检报告，谈谈该体检者在生活中如何做好自己的健康管理？

3. 拓展与讨论

（1）案例 1 中体检者有甲状腺结节，会引起甲状腺结节的病因有哪些？

（2）案例 2 中体检者的血红蛋白偏低，试阐述临床常见的贫血类型及发病原因？

（郭慧宁）

技能训练十二　健康体检在健康管理的应用

一、技能训练目的

1. 检查健康体检项目设置、体检报告的内容与解读、体检后管理等基本知识和掌握程度。

2. 训练理论结合实际的案例分析能力，归纳、总结、提炼关键问题等基本能力。

3. 掌握常用的健康管理学基本研究方法及具备相关能力。

二、技能训练内容

（一）案例讨论

1. 案例 1

体检应采取"1＋X"模式：基本项目＋专项项目

"真好，不花一分钱，就可以体检。体检了，就可以多了解自己的身体状况，不仅自己安心，也让子女放心。"近日一早，85 岁的温州瑞安市某街道下村村居民蔡女士来到某街道社区卫生服务中心，在医务人员的带领下，完成了免费体检项目。

日前，瑞安市卫生健康局、市财政局联合下发了《瑞安市参保城乡居民健康体检实施方案》（以下简称"《实施方案》"）的通知，瑞安市将为参加城乡居民基本医疗保险的人员免费提供健康体检，预计 2022 年将有 23.5 万居民享受这份"健康大礼包"。

"此次参保城乡居民健康体检行动中，瑞安市创新'1＋X'体检模式，满足不同居民个性化需求。"瑞安市卫健局妇幼与老龄健康科科长蔡庆高表示，"1"为基本项目，是基本必备的健康体检项目，包括五大类共 36 项，如血常规、血脂、胸片检查等项目，体检费用由政府买单；"X"为选检项目，是居民根据自身情况自行选择的个性化体检项目，包括骨密度检测、甲状腺功能检测等项目，体检费用由财政、体检机构、个人共同承担。

健康体检结束后，体检结果将记入居民个人健康档案，并及时向居民反馈，加强健康管理。根据《实施方案》，健康体检结束后，体检机构将出具健康体检报告单，并在 1 个月内将书面体检结果反馈给被检查人（危急值立即反馈）。健康评价为异常的，社区责任医生或签约家庭医生将有针对性地面对面开展健康指导和不良行为干预。

（案例来源：温州瑞安创新参保城乡居民健康体检"1＋X"模式。金台资讯，2022－5－12.）

请思考并回答以下问题：

（1）针对案例中所提到瑞安市的免费健康体检，结合健康管理学相关知识，分析健康体检如何更好地发挥管理健康的作用。

（2）请依据体检项目设置的相关内容，谈谈对《健康体检基本项目专家共识》中1＋X项目的理解？

（3）如何预防过度体检？

2. 案例2

要求根据以下材料进行案例分析。

李先生，男，49岁，大学文化，企业家。平时工作紧张，每日睡眠4~5 h，周末常常加班；平均每周6次参加聚餐，每日饮白酒5~8两，几乎没有主动体力活动；最近，自感疲惫乏力、头晕耳鸣、记忆力下降。其父亲有高血压史30年，无糖尿病史及肿瘤家族史。结合以上资料，请回答以下问题。

（1）有同事提醒李先生可能患有高血压，建议他到医院检查。在社区医院内科医生测量其血压为145/89 mmHg，随访诊断为高血压病，建议口服降压药物治疗。你认为此医生的诊疗有无不妥之处，为什么？

（2）如果李先生高血压病已经确认，前来体检，你认为在调查问卷或面对面交流中，需要进一步了解哪些内容？

（3）李先生不仅患高血压病，并有诸多心血管风险因素，请你为他设计体检项目套餐，并阐述选择这行这些项目的理由。

（4）当体检报告完成，请你为李先生解读体检报告，应该遵循什么原则？

3. 案例3

某政府机关拥有200人，平均年龄为40岁，男性占总数的65%。工会负责人分析近几年体检结果，发现高血压患病人数逐年增加。为此，在安排今年的年度体检时，特向体检中心提出，以高血压病的检查为重点，并为此后血压管理奠定基础，以迅速遏制高血压病的增长事态。

结合以上资料，请回答以下问题：

（1）你作为健康管理师，受命为该单位安排体检，为检后血压管理做准备，你在检前的问卷调查中，需要了解哪些信息。

（2）在此单位进行血压健康管理，你认为体检的作用和意义有哪些？

（3）为了给此单位设计合理的体检套餐，你认为需要关注哪些问题。

（4）为了进行血压健康管理，此次体检重点项目有哪些，并阐明选择检查项目的目的。

（5）为了开展血压管理，将受检者进行危险分层，你认为该如何划分。

三、技能训练方法

①案例 1 的分析要求独立完成，案例 2、3 的分析要求分组完成。在分组完成技能训练过程中，首先应当对案例分析过程实行任务分解，即分别以 1 名同学为主，分段承担资料查找、案例分析和归纳总结、写书面报告等工作，研究过程应当在充分发挥所有成员同学主动性、积极性的基础上实现同学间的互助、交流和协作。

②提交书面报告。要求：a. 列出作为案例分析依据的主要理论；b. 分析部分要求观点明确、说理清楚，既要讲清楚作为理由和依据的基本知识，更要针对案例具体情况进行分析并得出明确的结论。

③分组完成的案例分析报告由组长根据小组成员在参与资料查找、小组讨论、案例分析、报告撰写等过程中的贡献度进行初步评分，最后由老师根据评分规则打分。独立完成的案例分析报告由老师根据评分规则打分。

四、技能训练报告

1. 技能训练目的

围绕本次技能训练课需要达到的思政目标和技能要求撰写。

2. 案例分析

案例分组讨论分析，并撰写结果。

（王婷婷）

技能训练十三　健康危险因素调查与评定

一、技能训练目的

本技能训练为验证性技能训练。在熟悉了健康危险因素的概念以及健康危险因素评估的步骤基础上，进行健康危险因素评定练习，并对结果做出解释。

二、技能训练内容

健康危险因素评定的基本步骤如下所示。

（一）健康危险因素评估的资料收集

1. 当地性别、年龄和疾病分类的发病率（患病率）和死亡率。

2. 个人健康危险因素

采用问卷调查、询问疾病史、体格检查和技能训练室检查收集有关个人的健康危险因素，可以分成下列 5 类。

1）行为生活方式：吸烟、饮酒、体力活动和膳食等。

2）环境因素：经济收入、居住条件、家庭关系、生产环境、心理刺激和工作紧张程度等。

3）生物遗传因素：年龄、性别、种族、疾病遗传史、身高体重等。

4）医疗卫生服务：是否定期体格检查、X 线检查、直肠镜检查、乳房检查和阴道涂片检查等。

5）疾病史：详细了解个人的患病史、症状、体征及相应检查结果。包括个人疾病史、婚姻与生育状况（初婚年龄、妊娠年龄、生育胎数等）、家庭疾病史（家庭中是否有人患冠心病、糖尿病、乳腺癌、直肠癌、高血压和自杀等）。

（二）健康危险因素评定的资料分析

1. 将危险因素转换成危险分数

这是评价危险因素的关键步骤，只有通过这种转换才能对危险因素进行定量分析。危险分数是根据人群的流行病学调查资料（如各种危险因素的相对危险度及其人群中的发生率），经过一定数理统计模型（如 Logistic 回归模型、综合危险因素模型等）计算得到；还可以采用专家经验评估方法，由相关专业的专家参照病因学与流行病学研究的最新成果，结合危险因素与死亡率之间联系的密切程度，将不同水平的危险因素转换成各个危险分数。危险分数含义如下。

（1）危险分数 = 1

被评价个体的疾病发病率（患病率）或死亡概率相当于某地人群的平均水平。

（2）危险分数 > 1

被评价个体的疾病发病率（患病率）或死亡概率大于当地的平均发病率（患病率）或死亡率。

（3）危险分数 < 1

被评价个体的疾病死亡概率小于当地的平均死亡率。

危险分数越高，死亡风险越大。如果个体危险因素值在危险分数转换表上介于相邻两组之间，可以选用两个相邻值或用内插法计算。例如，胆固醇值为 192 mg/d，40～44 岁男性危险分数转换表（表 13 - 1）中没有 192 mg/d 这一等级，根据规定 220 mg/d 与 180 mg/d 的危险分数分别为 1.0 与 0.5，用内插法计算得出 192 mg/d 的危险分数为 0.65。

表 13 - 1　冠心病危险分数转换表（男性 40～44 岁组）

死亡原因	危险指标	测量值	危险分数
冠心病	收缩压 kPa（mmHg）	26.6（200）	3.2
		23.9（180）	2.2
		21.3（160）	1.4
		18.6（140）	0.8
		16.0（120）	0.4
	舒张压 kPa（mmHg）	14.1（106）	3.7
		13.3（100）	2.0
		12.5（94）	1.3
		11.7（88）	0.8
		10.9（82）	0.4
	胆固醇（mg/dL）	280	1.5
		220	1.0
		180	0.5
	糖尿病史	有	3.0
		已控制	2.5
		无	1.0

死亡原因	危险指标	测量值	危险分数
冠心病	运动情况	坐着工作和娱乐	2.5
		有些活动的工作	1.0
		中度锻炼	0.6
		较强度锻炼	0.5
		坐着工作，有定期锻炼	1.0
		其他工作，有定期锻炼	0.5
	家族史	父母二人 60 岁以前死于冠心病	1.4
		父母之一 60 岁以前死于冠心病	1.2
		父母健在（<60 岁）	1.0
		父母健在（≥60 岁）	0.9
	吸烟	≥10 支/日	1.5
		<10 支/日	1.1
		吸雪茄或烟斗	1.0
		戒烟（不足 10 年）	0.7
		不吸或戒烟 10 年以上	0.5
	体重	超重 75%	2.5
		超重 50%	1.5
		超重 15%	1.0
		超重 10% 以下	0.8
		降到平均体重	1.0

2. 计算组合危险分数

在多种危险因素并存的情况下，计算组合危险分数可以较好地反映危险因素之间的联合作用。计算组合危险分数时分为两种情况。

（1）危险因素只有一项时，组合危险分数等于该项危险分数；如 40 ~ 44 岁组男性每天吸烟 20 支时，肺癌的危险分数和组合危险分数都是 1.9。

（2）危险因素有多项时，组合危险因素如下计算。

①>1.0 的各项分别减去 1.0，剩余数值相加（得相加项）。

②≤1.0 的各项相乘（得相乘项）。

③相乘项之积和相加项之和相加，就得到该疾病的组合危险分数。

在表 13 - 2 中，该地该男性的冠心病健康危险因素的组合危险分数计算方法为：第一

步，单项危险分数大于1.0的各项减去1.0，剩余值相加，即（2.5 - 1.0）+（1.3 - 1.0）=
1.8；第二步，单项危险分数小于等于1.0的各项相乘，即 0.4 × 0.6 × 1.0 × 0.9 × 0.5 =
0.108；第三步，相加项和相乘项相加得到组合危险分数，即 1.8 + 0.108 = 1.91。

表 13 - 2　某地 41 岁男性冠心病健康危险因素

平均死亡概率（1/10 万）	危险因素	指标值	危险分数	组合危险分数	存在死亡危险
1877	血压（kPa）	16.0/9.3	0.4	1.91	3585.07
	胆固醇（mg/dL）	192	0.6		
	糖尿病史	无	1.0		
	体力活动	坐着工作	2.5		
	家族史	无	0.9		
	吸烟	不吸	0.5		
	体重	超重30%	1.3		

（数据来源：李鲁．健康危险因素评价［M］//社会医学．5 版．北京：人民卫生出版社，2017.）

3. 计算存在死亡危险

存在死亡危险表明在某一种组合危险分数下，因某种疾病死亡的可能危险性。存在死亡危险 = 疾病别平均死亡率 × 该疾病危险分数。例如，40 ~ 44 岁男子冠心病平均死亡率为 1877/10 万，某 41 岁男子冠心病组合危险分数为 1.91，则该男子冠心病死亡存在危险值为 1877/10 万 × 1.91 = 3585/10 万，是当地平均水平的 1.91 倍。

4. 计算评价年龄（Appraisal Age）

依据年龄和死亡率之间的函数关系，按个体所存在的危险因素计算出的预期死亡率水平来求出的年龄。具体的计算方法是将各种死亡原因存在的危险因素求和，得出总的死亡危险值。用合计存在死亡危险值可在健康评价年龄表查出评价年龄值。

举例说明，如在健康评价年龄表（表 13 - 3）中某地某 41 岁男子总的存在死亡风险为 7570/10 万，该男子实际年龄 41 岁，末位数为 1，健康评价年龄为 44 岁。如果某地一位 42 岁女性总的存在死亡风险为 3560/10 万，实际年龄末位数为 2，对应的健康评价年龄为 44 岁。

表 13 - 3　健康评价年龄表

男性存在死亡风险（1/10 万）	实际年龄末位数					女性存在死亡风险（1/10 万）
	0	1	2	3	4	
	5	6	7	8	9	
6160	41	42	43	44	45	3280
6830	42	43	44	45	46	3560
7570	43	44	45	46	47	3870
8380	44	45	46	47	48	4220
9260	45	46	47	48	49	4600

（数据来源：李鲁．健康危险因素评价［M］//社会医学．5 版．北京：人民卫生出版社，2017.）

5. 计算增长年龄（Achievable Age）

增长年龄是指通过努力降低危险因素后可能达到的预期年龄，或者称其为干预预期年龄。是根据存在的危险因素，提出可能降低危险因素的措施后按相同步骤计算的评价年龄。

举例说明。如果某地一名46岁男子在干预危险因素后，危险分数降低，组合危险分数降低，存在死亡危险值降低，重新计算的合计死亡风险为6160/10万，查健康评价年龄表，其增长年龄为42岁，不是4岁。

6. 计算危险降低程度

危险降低程度表示被测试者接受医生建议降低危险因素的程度，用存在死亡危险降低的百分比表示。计算方法为：改变了现有的危险因素后，死亡危险可能降低的绝对量与改变前总的存在死亡危险值的比例（%）。举例说明，某地某病人总的存在死亡风险为7167/10万，通过危险因素干预，危险因素评分下降，死亡风险从3585/10万降低到206/10万，降低的绝对量为（3585 − 206）/10万，危险降低百分比为（3585 − 206）/7167 × 100% = 47%。

三、技能训练方法

以某地某41岁男性为例，收集其健康资料，形成健康危险因素评价表（表13 − 4），并计算其组合危险因素、存在死亡风险、危险因素降低程度。思考健康危险因素评定的意义。

表 13 − 4　某地某 41 岁男性健康危险因素评价表

死亡原因	死亡概率（1/10 万）	健康危险因素	指标值	危险分数	组合危险分数	存在死亡危险	干预危险因素	新危险因素	新组合分数	存在死亡风险	降低量	危险程度降低百分比（%）
冠心病	1877	血压（kPa）	16.0/9.3	0.4			—	0.4				
		胆固醇（mg/dL）	192	0.6			—	0.6				
		糖尿病史	无	1.0			—	1.0				
		体力活动	坐着工作	2.5			定期锻炼	1.0				
		家族史	无	0.9			—	0.9				
		吸烟	不吸	0.5			—	0.5				
		体重	超重30%	1.3				1.3				
自杀	264	抑郁	经常	2.5			治疗抑郁	1.5				
		家族史	无	1.0			—	1.0				
肝硬化	222	饮酒	不饮	0.1								

死亡原因	死亡概率(1/10万)	健康危险因素	指标值	危险分数	组合危险分数	存在死亡危险	干预危险因素	新危险因素	新组合分数	存在死亡风险	降低量	危险程度降低百分比（%）
肠癌	111	肠息肉	无	1.0			—	1.0				
		肛门出血	无	1.0			—	1.0				
		肠炎	无	1.0			—	1.0				
		直肠镜检查	无	1.0			每年检查1次	0.3				

四、技能训练报告

1. 技能训练目的

围绕本次技能训练课所需了解、熟悉和掌握的内容进行撰写。

2. 健康危险因素评定指标的计算

根据表 13-4，对健康危险因素评定指标（组合危险因素、存在死亡风险、危险因素降低程度）进行计算，并填入表中。

3. 思考健康危险因素评定的意义

根据最终形成的健康危险因素评价表，思考健康危险因素评定的意义。

（赵　芳）

技能训练十四　Logistic 回归模型

一、技能训练目的

本次技能训练是在熟悉定量风险评估基本概念和基本思路，以及 Logistic 回归模型统计分析的基本原理的基础上，能结合所给的相关数据和资料，借助统计分析软件，应用 Logistic 模型建立疾病的风险评估模型，熟悉模型的优化及结果的解释，并能应用所建立的模型对个体的风险进行评估。

二、技能训练内容

（一）技能训练资料

为了探讨冠心病发生的有关危险因素，某研究生进行冠心病危险因素的病例对照研究，选择 54 名病例和 54 名对照（见本章数据表），调查过去各种危险因素并经单因素分析后得到有显著意义的影响因素，各因素的说明及资料见表 14 - 1。

表 14 - 1　各变量及其赋值

变量名	因素	赋值说明
X_1	年龄	$<50=1$；$50\sim60=2$；$>60=3$
X_2	吸烟	$0=$否；$1=$是
X_3	肥胖	$0=$否；$1=$是
X_4	血脂异常	$0=$无；$1=$有
X_5	心血管疾病家族史	$0=$无；$1=$有
X_6	高血压家族史	$0=$无；$1=$有
X_7	高血压	$0=$否；$1=$是
X_8	空腹血糖	$1=$正常；$2=$正常高值；$3=$异常
Y	冠心病	$0=$对照；$1=$病例

（二）技能训练要求

1. 列出 Enter 法和逐步回归法筛选后的回归方程。
2. 列出 Enter 法和逐步回归法筛选后的预测方程。
3. 列出 Enter 法和逐步回归法筛选后的预测价值。
4. 分别评估某个体（年龄 = 68 岁，有高血压和高血压家族史，吸烟，无血脂异常，无冠心病家族史，空腹血糖正常，BMI = 28.5）患冠心病的概率为多大。

三、技能训练方法

（一）建立模型

根据表 14 - 1 及所给数据建立数据库，并对每个变量进行赋值和标记（图 14 - 1）。本数据中的因素变量大多数为二分类变量，只有 X_1 和 X_8 是有序分类变量，结果变量（Y）为二分类变量。根据此数据应用 Enter 法去建立预测模型，步骤如下所示。

Name	Type	Width	Deci...	Label	Values
X1	Numeric	8	0	年龄	{1, <50}...
X2	Numeric	8	0	吸烟	{0, 否}...
X3	Numeric	8	0	肥胖	{0, 否}...
X4	Numeric	8	0	血脂异常	{0, 无}...
X5	Numeric	8	0	心血管疾病家族史	{0, 无}...
X6	Numeric	8	0	高血压家族史	{0, 无}...
X7	Numeric	8	0	高血压	{0, 无}...
X8	Numeric	8	0	空腹血糖	{1, 正常}...
Y	Numeric	8	0	冠心病	{0, 对照}...

图 14 - 1　各变量的数据结构及其赋值说明

①选择"分析"→"回归"→"二元 Logistic"菜单项。

②将 Y 选入"因变量"框，将 $X_1 \sim X_8$ 选入"协变量"框。

③在"方法"下拉菜单中选中"输入（Enter 法）"。

④点击"分类"按钮，在"分类"对话框中，将多分类变量 X_1 和 X_8 选入分类协变量框，在"更改对比"框图选中"第一个"，点击"更改"，然后"继续"（图 14 - 2）。

⑤点击"保存"按钮，在"保存"对话框中选中"概率"和"组成员"，其他默认，然后"继续"（图 14 - 3）。

⑥点击"选项"按钮，打开"选项"对话框，在"统计量和图"中勾选"exp（B）的 CI（X）"；在"输出"框勾选"在最后一个步骤中"；在"步进概率"框可以更改因素变量进入和退出模型的概率值，然后"继续"（图 14 - 4）。

⑦单击"确定"按钮。

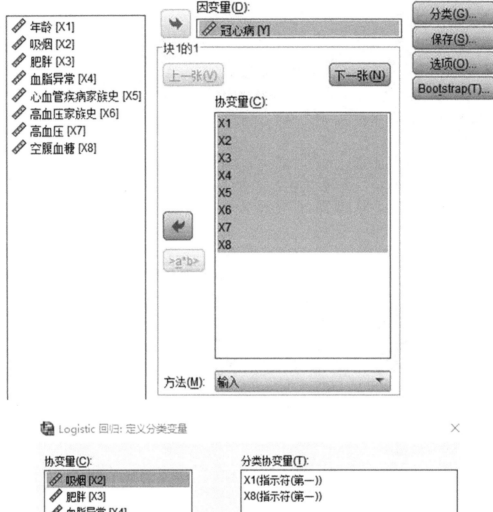

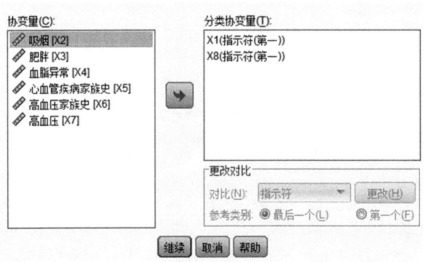

图 14 - 2   "Logistic 回归"主对话框

Logistic 回归: 保存
预测值
概率(P)
组成员(G)
残差
未标准化(U)
Logit
学生化(Z)
标准化(N)
偏差
影响
Cook 距离(C)
杠杆值(L)
DfBeta(D)
将模型信息输出到 XML 文件
浏览(B)
包含协方差矩阵(I)
继续
取消
帮助

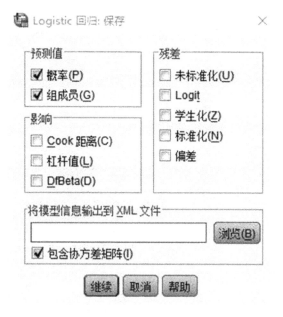

图 14－3　“保存”对话框

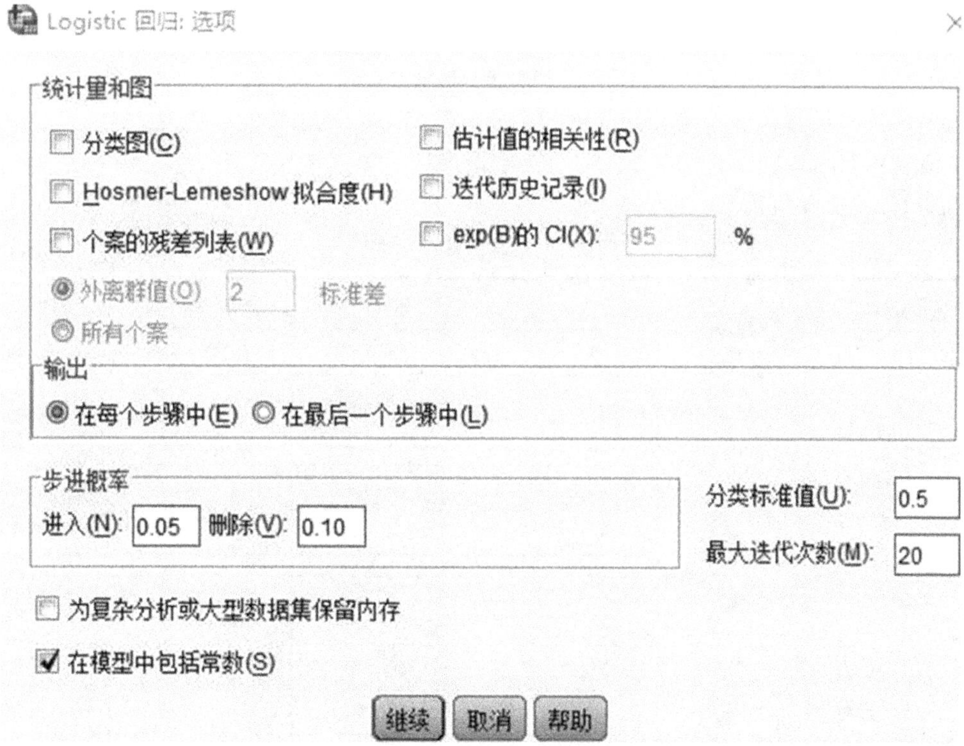

Logistic 回归: 选项
统计量和图
分类图(C)
Hosmer-Lemeshow 拟合度(H)
个案的残差列表(W)
外离群值(O)
2
标准差
所有个案
估计值的相关性(R)
迭代历史记录(I)
exp(B)的 CI(X):
95
%
输出
在每个步骤中(E)
在最后一个步骤中(L)
步进概率
进入(N):
0.05
删除(V):
0.10
分类标准值(U):
0.5
最大迭代次数(M):
20
为复杂分析或大型数据集保留内存
在模型中包括常数(S)
继续
取消
帮助

图 14－4　“选项”对话框

主要结果见图 14－5 至图 14－10。

结果 1 表示模型中仅含有常数项时计算的预测分类结果，软件根据预测的 P 值是否大于 0.5，将对象判断为是否阳性结果。由于模型中仅有常数项，因此所有对象的预测概率为 54/108＝0.5，总样本的预测正确率为 50%。

结果1　分类表[ab]

已观测			已预测		
			冠心病		百分比校正
			对照	病例	
步骤0	冠心病	对照	0	54	.0
		病例	0	54	100.0
总计百分比					50.0

a. 模型中包括常量。下文同。

b. 切割值为.500。下文同。

图14-5　结果1

结果2给出的是模型参数，B为模型中未引入自变量时常数项的估计值，Wals是对B是否为0进行统计学检验。

结果2　方程中的变量

		B	S. E.	Wals	df	Sig.	Exp（B）
步骤0	常量	.000	.192	.000	1	1.000	1.000

图14-6　结果2

结果3显示当前未引入模型的变量的比分检验结果，其意义为：在当前模型中引入某变量时，该变量回归系数是否等于0，即对该变量进行的单因素显著性检验，其中"得分"为Wals值（Pearson卡方值）。

结果3　不在方程中的变量

			得分	df	Sig.
步骤0	变量	X1	17.723	2	.000
		X1（1）	8.796	1	.003
		X1（2）	5.252	1	.022
		X2	13.624	1	.000
		X3	8.846	1	.003
		X4	9.929	1	.002
		X5	26.338	1	.000
		X6	16.339	1	.000
		X7	15.000	1	.000
		X8	15.101	2	.001
		X8（1）	1.403	1	.236
		X8（2）	12.269	1	.000
总统计量			53.019	10	.000

图14-7　结果3

基于以上无效模型分析，开始进行引入自变量的分析。结果4为引入候选变量的新模型与引入前的模型比较，此处的卡方为似然比卡方，等于上一个模型（此处为常数项模型）的 -2 倍对数似然值与当前模型的 -2 倍对数似然值的差值。

结果4 模型系数的综合检验

		卡方值	df	Sig.
步骤1	步骤	65.787	10	.000
	块	65.787	10	.000
	模型	65.787	10	.000

图 14-8 结果4

结果5显示当前模型的 -2 倍对数似然值以及两种方法（Cox & Snell R^2 和 Nagelkerke R^2）得到的当前模型中自变量解释因变量变异所占的比例。

结果5 模型汇总

步骤	-2 对数似然值	Cox & Snell R^2	Nagelkerke R^2
1	83.933[a]	.456	.608

图 14-9 结果5

结果6是 Logistic 回归的主要输出结果。本次分析采用的 "Enter" 法，所有自变量均进入方程，结果显示每个自变量的偏回归系数（B）及其标准误差、Wals 值、P 值、B 的自然对数值（即 OR）及其95%可信区间（95% CI）。从结果可得，自变量 X_1，X_2 和 X_5 具有显著意义，其他自变量未见显著意义。根据此结果可建立回归方程和预测方程。

结果6 方程中的变量

		B	S.E.	Wals	df	Sig.	Exp（B）	EXP（B）的95% CI	
								上下限	
步骤1[a]	X1			5.404	2	.067			
	X1（1）	1.761	.847	4.321	1	.038	5.817	1.106	30.596
	X1（2）	1.440	.956	2.268	1	.132	4.220	.648	27.483
	X2	1.522	.733	4.314	1	.038	4.581	1.090	19.263
	X3	1.222	.710	2.959	1	.085	3.393	.844	13.646
	X4	1.761	.914	3.715	1	.054	5.817	.971	34.862
	X5	1.451	.691	4.410	1	.036	4.269	1.102	16.542
	X6	.533	.733	.529	1	.467	1.704	.405	7.169
	X7	1.060	.692	2.345	1	.126	2.886	.743	11.204
	X8			.953	2	.621			
	X8（1）	.975	1.005	.942	1	.332	2.652	.370	19.006
	X8（2）	.627	.997	.396	1	.529	1.873	.265	13.218
	常量	-5.144	1.404	13.417	1	.000	.006		

图 14-10 结果6

由结果可得：

（1）包含所有变量的回归方程

Logit （$P | Y = 1$） $= -5.144 + 1.761X_{11} + 1.44X_{12} + 1.522X_2 + 1.222X_3 + 1.761X_4 + 1.451X_5 + 0.533X_6 + 1.06X_7 + 0.975X_{81} + 0.627X_{82}$

（2）仅包含有显著意义变量的回归方程

Logit （$P | Y = 1$） $= -5.144 + 1.761X_{11} + 1.522X_2 + 1.451X_5$

（3）包含所有变量的预测方程

$P = e^{-5.144 + 1.761X_{11} + 1.44X_{12} + 1.522X_2 + 1.222X_3 + 1.761X_4 + 1.451X_5 + 0.533X_6 + 1.06X_7 + 0.975X_{81} + 0.627X_{82}}$

（4）仅包含有显著意义变量的预测方程

$P = e^{-5.144 + 1.761X_{11} + 1.522X_2 + 1.451X_5}$

（二）预测价值

以前步分析保存的"概率（PRE_ 1）"和因变量（Y）两个变量为基础，应用软件 ROC 曲线模块分析 ROC 曲线下的面积，即该模型的综合预测价值。操作如下（图 14 – 11）。

①在"分析"中选择"ROC 曲线图"。

②在 ROC 曲线对话框中，选择"预测概率［PRE_ 1］"→检验变量框，"冠心病［Y］"→状态变量框，"状态变量的值"框中填"1"。

③在输出框中勾选 ROC 曲线和带对角参考线，然后点击"确定"。

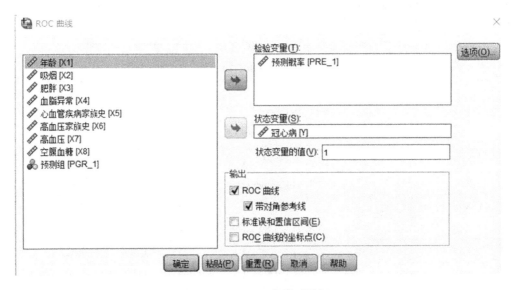

图 14 – 11　ROC 曲线对话框

结果如图 14 – 12。

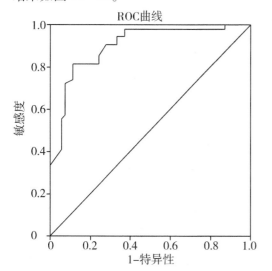

ROC曲线

曲线下的面积

检验结果变量：　预测概率

面积
0.902
检验结果变量：预测概率在正的和负的实际状态组之间至少有一个结。统计量可能会出现偏差。

图 14 – 12　ROC 曲线结果

由结果可得本预测模型的预测价值为 90.2%。

（三）个体预测

根据某个体的资料（年龄 = 68 岁，有高血压和高血压家族史，吸烟，无血脂异常，无冠心病家族史，空腹血糖正常，BMI = 28.5），结合变量转化为相应的变量分别为：$X_1 = 3$，$X_2 = 1$，$X_3 = 1$，$X_4 = 0$，$X_5 = 0$，$X_6 = 1$，$X_7 = 1$，$X_8 = 0$，输入数据库，依据以上步骤操作，得到结果为：$PRE\_ 1 = 0.8744$，$PGR\_ 1 = 1$，即 $Y = 1$ 的预测概率为 87.44%。

（四）变量筛选：逐步回归法

当影响因素较多时，需要对变量进行筛选，从而得到最优回归方程，最常用的方法就是采用逐步回归法。逐步回归法的变量筛选方式又可分向前剔除法（Forward）和前后剔除法（Backward）两种，无论是哪种变量筛选法，其检验方法有 3 种，即条件参数似然比检验（Conditional），偏似然比检验（LR）和 Wals 检验（Wals）。其操作方步骤为：

①选择"分析"→"回归"→"二元 Logistic"菜单项。

②将 Y 选入"因变量"框，将 $X_1 \sim X_8$ 选入"协变量"框。

③在"方法"下拉菜单中选中"Forward：Wald"或其他方法。

④点击"分类"按钮，在"分类"对话框中，将多分类变量 X1 和 X8 选入分类协变量框，在"更改对比"框图选中"第一个"，点击"更改"，然后"继续"。

⑤点击"保存"按钮，在"保存"对话框中选中"概率"和"组成员"，其他默认，然后"继续"。

⑥点击"选项"按钮，打开"选项"对话框，在"统计量和图"中勾选"exp（B）的 CI"；在"输出"框勾选"在最后一个步骤中"；在"步进概率"框可以更改因素变量进入和退出模型的概率值，然后"继续"。

⑦单击"确定"按钮。

主要输出结果见表14-2，其他结果解释见 Enter 法。

表14-2　方程中的变量

		B	S. E.	Wals	df	Sig.	Exp（B）	Exp（B）的95% CI	
步骤 5ᵃ	X_1			9.856	2	0.007			
	X_1（1）	2.135	0.725	8.679	1	0.003	8.454	2.043	34.983
	X_1（2）	1.378	0.893	2.382	1	0.123	3.966	0.689	22.808
	X_2	1.488	0.648	5.277	1	0.022	4.426	1.244	15.750
	X_4	1.482	0.765	3.751	1	0.053	4.401	0.982	19.718
	X_5	1.979	0.587	11.356	1	0.001	7.235	2.289	22.870
	X_7	1.381	0.544	6.444	1	0.011	3.980	1.370	11.563
	常量	-3.556	0.884	16.167	1	0.000	0.029		

由结果可得：

（1）回归方程

Logit（$P|Y=1$）$= -3.556 + 2.135X_{11} + 1.378X_{12} + 1.488X_3 + 1.482X_4 + 1.979X_5 + 1.381X_7$

（2）预测方程

$P = e^{-3.556 + 2.135X_{11} + 1.378X_{12} + 1.488X_3 + 1.482X_4 + 1.979X_5 + 1.381X_7}$

预测价值：以分析过程中保存的"概率（PRE_1）"和因变量（Y）两个变量为基础，应用 ROC 曲线模块分析 ROC 曲线下的面积，操作步骤同前。结果显示见图14-13。

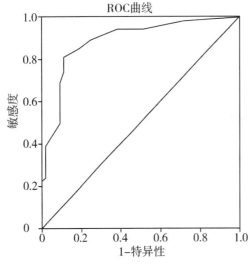

曲线下的面积

检验结果变量：　预测概率

面积
0.890

检验结果变量：预测概率在正的和负的实际状态组之间至少有一个结。统计量可能会出现偏差。

图14-13　ROC 预测概率

其预测价值为89%。

个体预测：根据某个体的资料（年龄 = 68 岁，有高血压和高血压家族史，吸烟，无血脂异常，无冠心病家族史，空腹血糖正常，BMI = 28.5），结合变量转化为相应的变量分别为：$X_1 = 3$，$X_2 = 1$，$X_3 = 1$，$X_4 = 0$，$X_5 = 0$，$X_6 = 0$，$X_7 = 1$，$X_8 = 0$，输入数据库，依据以上步骤操作，得到结果为：PRE_ 1 = 0.9018，PGR_ 1 = 1，即 $Y = 1$ 的预测概率为90.18%。

四、技能训练报告

1. Enter 法

（1）Logistic 回归分析结果（表 14 - 3）

表 14 - 3　方程中的变量

		B	S. E.	Wals	df	Sig.	Exp（B）	Exp（B）的95% CI	
步骤 1ᵃ	X_1			5.404	2	0.067		上下限	
	X_1（1）	1.761	0.847	4.321	1	0.038	5.817	1.106	30.596
	X_1（2）	1.440	0.956	2.268	1	0.132	4.220	0.648	27.483
	X_2	1.522	0.733	4.314	1	0.038	4.581	1.090	19.263
	X_3	1.222	0.710	2.959	1	0.085	3.393	0.844	13.646
	X_4	1.761	0.914	3.715	1	0.054	5.817	0.971	34.862
	X_5	1.451	0.691	4.410	1	0.036	4.269	1.102	16.542
	X_6	0.533	0.733	0.529	1	0.467	1.704	0.405	7.169
	X_7	1.060	0.692	2.345	1	0.126	2.886	0.743	11.204
	X_8			0.953	2	0.621			
	X_8（1）	0.975	1.005	0.942	1	0.332	2.652	0.370	19.006
	X_8（2）	0.627	0.997	0.396	1	0.529	1.873	0.265	13.218
	常量	-5.144	1.404	13.417	1	0.000	0.006		

由此结果可得回归模型和预测模型分别为：

Logit（$P \mid Y = 1$）$= -5.144 + 1.761X_{11} + 1.44X_{12} + 1.522X_2 + 1.222X_3 + 1.761X_4 + 1.451X_5 + 0.533X_6 + 1.06X_7 + 0.975X_{81} + 0.627X_{82}$

$P = \mathrm{e}^{-5.144 + 1.761X_{11} + 1.44X_{12} + 1.522X_2 + 1.222X_3 + 1.761X_4 + 1.451X_5 + 0.533X_6 + 1.06X_7 + 0.975X_{81} + 0.627X_{82}}$

（2）ROC 曲线分析结果（图 14 - 14）

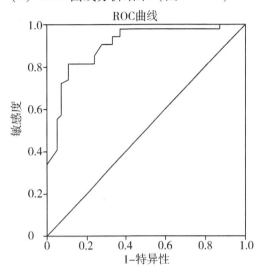

曲线下的面积

检验结果变量：　预测概率

面积
0.902

检验结果变量：预测概率在正的和负的实际状态组之间至少有一个结。统计量可能会出现偏差。

图 14 - 14　ROC 曲线预测概率

结果可得本预测模型的预测价值为 90.2%。

（3）个体预测

某个体的资料（年龄 = 68 岁，有高血压和高血压家族史，吸烟，无血脂异常，无冠心病家族史，空腹血糖正常，BMI = 28.5），结合变量转化为相应的变量分别为：$X_1 = 3$，$X_2 = 1$，$X_3 = 1$，$X_4 = 0$，$X_5 = 0$，$X_6 = 1$，$X_7 = 1$，$X_8 = 0$，输入数据库，依据以上步骤操作，得到结果为：PRE_ 1 = 0.8744，PGR_ 1 = 1，即 $Y = 1$ 的预测概率为 87.44%。

2. 逐步回归法（Forward：Wald 法）

（1）回归分析结果（表 14 - 4）

表 14 - 4　方程中的变量

		B	S. E.	Wals	df	Sig.	Exp (B)	Exp (B) 的 95% CI	
步骤 5[a]	X_1			9.856	2	0.007			
	X_1（1）	2.135	0.725	8.679	1	0.003	8.454	2.043	34.983
	X_1（2）	1.378	0.893	2.382	1	0.123	3.966	0.689	22.808
	X_2	1.488	0.648	5.277	1	0.022	4.426	1.244	15.750
	X_4	1.482	0.765	3.751	1	0.053	4.401	0.982	19.718
	X_5	1.979	0.587	11.356	1	0.001	7.235	2.289	22.870
	X_7	1.381	0.544	6.444	1	0.011	3.980	1.370	11.563
	常量	-3.556	0.884	16.167	1	0.000	0.029		

由结果可得回归方程为：

Logit $(P \mid Y = 1) = -3.556 + 2.135X_{11} + 1.378X_{12} + 1.488X_3 + 1.482X_4 + 1.979X_5 + 1.381X_7$

预测方程为：$P = e^{-3.556 + 2.135X_{11} + 1.378X_{12} + 1.488X_3 + 1.482X_4 + 1.979X_5 + 1.381X_7}$

（2）ROC 曲线分析结果（图 14 – 15）

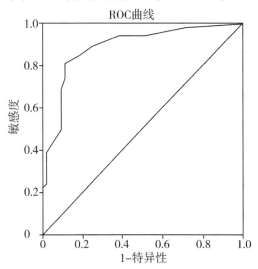

曲线下的面积

检验结果变量：　预测概率

面积
0.890

检验结果变量：预测概率在正的和负的实际状态组之间至少有一个结。统计量可能会出现偏差。

图 14 – 15　ROC 曲线预测价值

结果可得本预测模型的预测价值为 89%。

（3）个体预测

根据某个体的资料得到结果为：PRE_ 1 = 0.9018，PGR_ 1 = 1，即 $Y = 1$ 的预测概率为 90.18%。

附：本章数据表

NO.	X_1	X_2	X_3	X_4	X_5	X_6	X_7	X_8	Y	NO.	X_1	X_2	X_3	X_4	X_5	X_6	X_7	X_8	Y
1	1	0	1	1	0	0	1	3	0	55	1	0	0	0	0	0	0	2	0
2	1	0	0	0	1	1	1	1	0	56	2	0	1	0	0	0	0	2	0
3	1	0	0	0	0	1	1	1	0	57	1	1	1	1	0	0	0	3	0
4	1	0	0	0	0	0	0	1	0	58	2	0	1	1	0	1	1	3	0
5	1	1	1	0	0	0	0	3	0	59	1	0	0	0	0	0	0	2	0
6	2	0	1	1	0	1	1	3	1	60	1	1	0	1	0	0	0	2	1
7	1	0	0	0	0	1	0	1	0	61	2	1	1	1	0	1	1	2	1
8	1	1	0	1	1	1	0	3	0	62	2	1	1	1	0	1	1	2	1
9	1	0	1	0	0	0	0	2	0	63	1	1	0	1	1	0	0	2	1
10	1	0	0	1	0	0	0	1	0	64	3	1	1	1	1	1	1	3	1
11	1	0	1	0	0	1	0	1	0	65	1	0	1	1	0	0	0	2	1
12	2	0	1	0	0	0	0	1	0	66	1	1	1	0	1	1	1	2	1
13	1	0	0	0	0	0	0	2	0	67	1	1	0	1	0	0	0	2	1
14	1	0	0	1	0	0	0	1	0	68	1	0	1	1	1	1	1	2	1
15	1	0	1	1	0	1	0	3	0	69	1	0	1	1	1	1	1	3	1
16	3	0	1	1	0	0	0	1	0	70	1	1	1	1	0	1	1	3	1
17	1	0	0	1	0	0	0	2	0	71	1	0	1	1	1	1	1	3	1
18	1	0	1	1	0	0	1	0	0	72	1	0	0	0	0	1	0	3	1
19	1	1	0	1	1	1	1	3	0	73	2	0	1	1	1	1	1	2	1
20	2	0	1	1	1	1	2	1	1	74	2	1	1	1	0	0	1	3	1
21	1	0	1	0	0	0	0	3	0	75	1	0	1	1	1	1	1	3	1
22	3	1	1	0	1	1	1	2	1	76	2	1	0	1	1	0	1	3	1
23	1	1	0	1	0	0	0	2	0	77	3	0	1	1	0	0	0	2	1
24	1	0	0	0	0	0	0	2	0	78	3	0	1	1	1	1	1	3	1

续表

NO.	X_1	X_2	X_3	X_4	X_5	X_6	X_7	X_8	Y	NO.	X_1	X_2	X_3	X_4	X_5	X_6	X_7	X_8	Y
25	1	0	0	0	0	1	1	2	0	79	3	0	0	1	1	1	1	3	1
26	1	0	1	1	1	0	0	2	0	80	1	0	1	1	1	1	0	3	1
27	1	0	0	0	0	0	0	2	0	81	2	0	1	1	0	0	0	1	1
28	2	0	1	0	0	0	0	2	0	82	2	0	1	1	1	1	0	1	1
29	1	0	1	1	0	0	1	3	0	83	2	1	1	1	0	1	0	2	1
30	1	0	0	1	0	1	1	2	0	84	2	0	1	1	0	1	1	3	1
31	10	0	0	1	0	0	1	2	0	85	1	0	1	1	0	0	1	3	1
32	1	0	0	1	0	0	0	2	0	86	3	0	1	0	1	1	1	3	1
33	1	1	1	1	0	0	0	3	0	87	2	1	1	1	0	1	1	2	1
34	2	0	1	1	0	1	1	3	0	88	2	1	1	1	1	0	1	3	1
35	1	0	0	0	0	1	0	2	0	89	1	1	0	1	1	0	1	2	1
36	1	1	0	1	1	1	0	3	1	90	3	1	1	1	1	1	1	3	1
37	1	0	1	0	0	0	0	2	0	91	1	1	1	0	1	1	1	2	1
38	1	0	0	1	0	0	0	1	0	92	1	1	1	0	1	1	1	2	1
39	1	0	1	0	0	1	0	1	0	93	1	1	0	1	0	0	0	2	1
40	2	0	1	0	0	0	0	1	0	94	1	0	1	1	1	1	1	2	1
41	1	0	0	0	0	0	0	2	0	95	1	0	1	1	1	1	1	3	1
42	1	0	0	1	0	0	0	1	0	96	1	1	1	1	0	1	1	3	1
43	1	0	1	1	0	1	0	3	0	97	1	0	1	1	1	1	1	3	1
44	3	0	1	1	0	0	0	1	0	98	2	1	0	1	1	1	1	3	1
45	1	0	0	1	0	0	0	2	0	99	3	0	1	1	1	0	0	3	1
46	1	0	1	1	0	0	0	1	0	100	2	0	1	1	1	1	1	3	1
47	1	1	0	1	1	1	1	3	1	101	2	0	1	1	1	1	1	3	1
48	2	1	0	1	1	1	1	2	1	102	2	0	1	1	1	1	1	3	1
49	1	0	0	1	0	0	1	3	0	103	2	0	1	1	1	1	1	3	1
50	3	0	1	0	1	1	1	2	0	104	2	0	1	1	1	1	1	3	1
51	1	0	1	1	1	0	0	2	0	105	2	0	1	1	1	1	1	3	1
52	1	0	0	0	0	0	0	2	0	106	2	0	1	1	1	1	1	3	1
53	1	0	0	0	0	1	1	2	0	107	2	0	1	1	1	1	1	3	1
54	1	0	1	1	1	0	0	2	0	108	2	0	1	1	1	1	1	3	1

（郑国华　王婷婷）

技能训练十五　神经网络模型

一、技能训练目的

本技能训练为验证性技能训练，在全面掌握神经网络技术的基本概念和基本原理等基础理论知识的基础上，利用 SPSS 分析软件上神经网络分析模块，结合所给的数据，熟悉神经网络 SPSS 软件操作、结果解读以及模型意义。

二、技能训练内容

（一）理论知识概述

人工神经网络是一种模拟人或其他动物神经网络的认知行为过程而开发出的一种进行分布式并行信息处理的算法数学模型。可以把输入与输出之间的未知过程看作是一个"网络"，通过不断给这个网络输入信号，并根据其输出结果来训练网络。网络可根据输入和输出信息情况不断地调节网络内部各节点之间的权值来满足预先设定的各项输出要求，直到得到一个稳定的网络。

SPSS 软件主要给出径向基函数（Radial Basis Function，RBF）和多层感知器（Multilayer Perceptron，MLP）技术来构建和拟合神经网络。MLP 是一个前馈式有监督的学习模式，可以包含多个隐藏层，一个或者多个因变量，这些变量可以是连续型、分类型或者两者的结合。如果因变量是连续型，神经网络预测的连续值是输入数据的某个连续函数。如果因变量是分类型，神经网络会根据输入数据，将记录划分为最适合的类别。

（二）技能训练资料

利用 SPSS 软件自带的资料（patient_ los. sav），该数据包含接受心肌梗死（MI）治疗的患者样本的治疗记录。包括患者基本信息、疾病史、用药情况以及治疗情况和治疗费用、住院时间等信息。医院系统有兴趣跟踪因治疗心肌梗死而入院患者的费用和住院时间。因为获得对这些措施的准确估计可以让管理部门在治疗患者时正确管理可用的床位。使用多层感知器程序构建一个神经网络来预测成本和停留时间。变量及其赋值见表 15 – 1。

表 15 -1 神经网络变量赋值表

变量名	变量赋值	
age	年龄	定量数据
agecat	年龄类别	45 ~ 54 = 1；55 ~ 64 = 2；65 ~ 74 = 3；≥74 = 4
gender	性别	男 = 0；女 = 1
diabetes	糖尿病史	无 = 0；有 = 1
bp	血压	偏低 = 0；正常 = 1；高血压 = 2
smoker	吸烟者	无 = 0；有 = 1
choles	胆固醇	正常 = 0；高 = 1
active	体力活动	无 = 0；有 = 1
obesity	肥胖	无 = 0；有 = 1
angina	心绞痛病史	无 = 0；有 = 1
mi	心肌梗死病史	无 = 0；有 = 1
nitro	处方硝酸甘油	无 = 0；有 = 1
anticlot	服用抗凝血药物	无 = 0；阿司匹林 = 1；肝素 = 2；华法林 = 3
timc	到医院的时间	定量数据
doa	抵达时死亡	无 = 0；有 = 1
ekg	心电图结果	无 ST 段抬高 = 0；有 ST 段抬高 = 1
cpk	CPK 血液结果	正常 = 0；高 = 1
tropt	肌钙蛋白 T 血液结果	正常 = 0；高 = 1
clotsolv	溶解凝块的药物	无 = 0；链激酶 = 1；瑞替普酶 = 2；阿替普酶 = 3
bleed	出血	无 = 0；有 = 1
magnes	镁	无 = 0；有 = 1
digi	洋地黄	无 = 0；有 = 1
betablk	β 受体阻滞剂	无 = 0；有 = 1
der	死于急诊室	无 = 0；有 = 1
proc	手术治疗	无 = 0；经皮冠状动脉腔内血管成形术 = 1；冠状动脉旁路移植术 = 2
comp	手术并发症	未手术 = -3；无 = 0；是 = 1
los	停留时间	定量数据
cost	治疗费用	定量数据

（三）技能训练要求

分别以因变量为名义变量和数值变量来分析神经网络模型，建立包含 2 个隐含层的神经网络，并分别给出模型预测的准确性。

三、技能训练方法

（一）数据分析前准备

设置随机数种子，目的是可以精确地复制分析结果。

1. 打开对话框

从菜单中单击"转换"→"随机数字生成器……"命令，弹出"随机数字生成器"对话框，如图 15 - 1 所示。

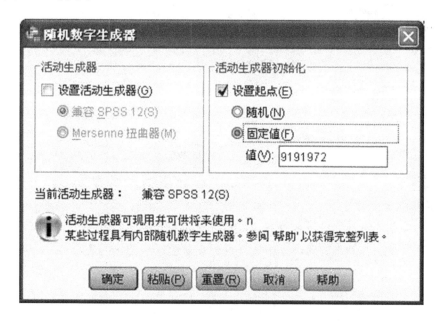

图 15 - 1　"随机数字生成器"对话框

2. 设置与选择变量

在"活动生成器初始化"框中选择"设置起点"。选择"固定值"并健入一组数字（可自行设定），如 9191972。

3. 完成设置

点击"确定"。

（二）创建多层感知器网络，设置网络参数

1. 打开对话框

从菜单中选择：单击"分析"→"神经网络"→"多层感知器"命令，弹出"多层感知器"对话框，如图 15 - 2 所示。

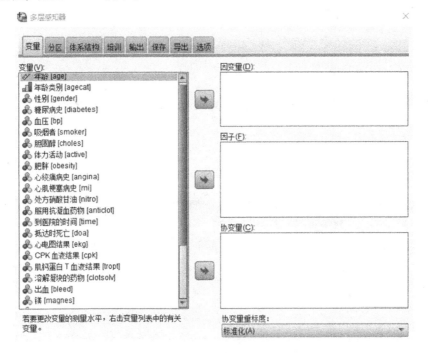

图 15 - 2　"多层感知器"对话框

2. 设置与选择变量

因变量如果是连续性变量需要设置为度量（scale）形式，如果不是，需要转换。方法：右击拟转换的变量，在弹出的对话框中选择目标变量形式（图 15 - 3）。

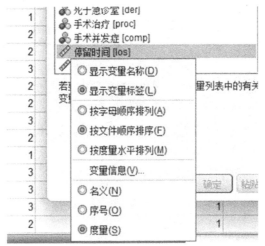

图 15 - 3　设置连续变量为度量形式

1）选择因变量：将因变量"停留时间"和"治疗费用"选入"因变量"对话框。

2）选择因子变量或协变量：将其他拟分析的自变量分别选入"因子"对话框，或"协变量"对话框。一般来说，分类变量选入"因子"对话框，而连续变量可选入"协变量"对话框。

3. 设置分区

分区（partitions）可设定当前数据集的拆分方法，将样本数据拆分为训练数据集、测试数据集和验证数据集。训练样本用来训练神经网络；测试数据集用于测试训练完成的神经网络，客观评价神经网络的性能；验证数据集是一个独立的数据集，主要用于比较判断各个模型的性能。

1）根据个案的相对数量随机分配个案：选中后可在表格内编辑不同数据集的分配比例（图 15 - 4）。

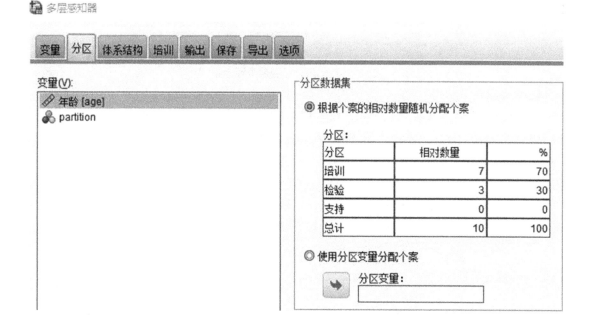

图 15 - 4　根据个案的相对数量随机分配个案

2）使用分区变量分配个案：选中后可根据事先设置的分区变量进行样本比例设置。分区变量设置：转换（transfer）→计算（computer）；分区变量 = Rv. BERNOULLI（prob）（其中：函数和比例可根据研究目的自行设定）（图 15 - 5）。

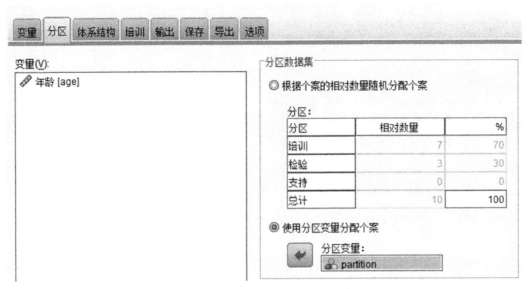

图 15 – 5　使用分区变量分配个案

4. 设置体系结构

体系结构（architecture）主要用来设置神经网络的结构，有以下几种选择。

1）自动体系结构：软件根据前期设置自动选择结构。

2）自定义体系结构：最常用，可以自行设置神经网络的隐藏层数量、隐藏层单元之间的激活函数（双曲正切或者 Sigmoid 函数）和输出层单元之间的激活函数（恒等，双曲正切，Sigmod，SoftMax）及其检验水准（图 15 – 6）。

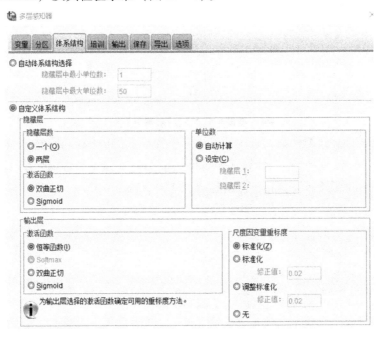

图 15 – 6　自定义体系结构

5. 设置训练参数

训练类型决定着神经网络如何处理训练数据，包括批处理训练、在线训练和小批量训练3 种（图 15 – 7）。

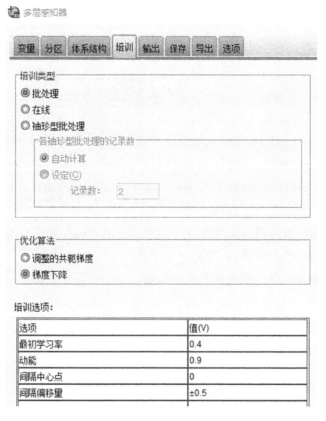

图 15 – 7　训练参数

1）训练类型：批处理（batch）、在线（online）、小批量（min – batch），常用第一种。

2）优化算法：用于决定突触权重，包括梯度下降法（gradient descent）和共轭梯度下降法（scaled conjugate gradient）两种。

3）训练选项：软件可根据前面所选择的训练类型和优化算法，自动给出各项训练参数的设置，用户也可根据研究需要自行调整各项参数的设置。

6. 设置输出结果

设置输出结果，包括神经网络结构、网络性能和个案处理摘要及自变量重要性分析。

1）网络结构：显示与神经网络有关的摘要信息，包括：

①描述（description）。描述显示与神经网络有关的信息，包括因变量、输入和输出单位数目、隐藏层和单位数目及激活函数。

②图表（diagram）。图表将神经网络图表作为不可编辑图表显示。请注意，随着协变量数目和因子级别的增加图表会变得复杂且难于解释。

③键结值（synaptic weight）。键结值显示表明给定层中的单位与以下层中的单位之间关系的系数估计值。键结值以训练样本为基础，即使活动数据集已划分为训练数据、测试数据

和验证数据。请注意，键结值数目会变得非常大，而且这些权重一般不用于解释网络结果。

2）网络性能：显示用于确定模型是否"良好"的结果。注意：该组中的图表以训练集和测试集组合为基础，或者如果不存在测试集，则只以训练集为基础。

①模型汇总。显示分区和整体神经网络结果的摘要，包括错误、相对错误或不正确预测的百分比、用于终止培训的中止规则和培训时间。恒等、Sigmoid 或双曲正切激活函数应用于输出层时，错误为平方和。Softmax 激活函数应用于输出层时，则为交叉熵错误。

②分类结果。分区和整体显示每个分类因变量的分类表。每个表针对每个因变量类别给出正确或错误分类的个案数目。也报告正确分类的总体个案百分比。

③ROC 曲线（Receiver Operating Characteristic）。显示每个分类因变量的 ROC 曲线。其也显示每条给定曲线下区域的表格。对于给定因变量，ROC 图表针对每个类别显示一条曲线。如果因变量有两个类别，那么每条曲线将该类别视为正态与其他类别。如果因变量有两个多类别，那么每条曲线将该类别视为正态与所有其他类别的汇总（图 15 -8）。

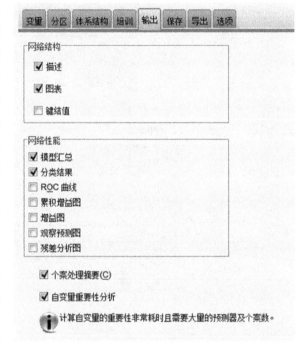

④累积增益图。显示每个分类因变量的累积增益图。每个因变量类别的曲线显示与 ROC 曲线相同。

⑤增益图。显示每个分类因变量的增益图。每个因变量类别的曲线显示与 ROC 曲线相同。

⑥观察预测图。显示每个因变量的观察预测值图表。针对分类因变量，显示每

图 15 -8 设置训练参数

个响应类别的预测拟概率的复式箱图，并且观察响应类别为分群变量。针对度量因变量，显示散点图。

⑦残差分析图。显示每个度量因变量的残差分析值图表。残差和预测值之间不存在可见模式。此图表仅针对度量因变量生成。

3）个案处理摘要：显示个案处理摘要表，其通过训练、测试和验证样本，整体总结分析其中包含和排除的个案数。

4）自变量重要性分析：执行敏感度分析，其计算确定神经网络的每个预测变量的重要性。此操作创建一个显示每个预测变量的重要性和标准化重要性的表和图表。请注意，如果存在大量预测变量或个案，敏感度分析需要进行大量计算并且很费时。

7. 设置保存

在"保存"中可设置"保存各因变量的预测值或类别"和"保存各因变量的预测概率或类别"两种。设置以后在原数结构中将多出被保存的变量。

8. 设置选项

选项中有"用户缺失值""中止规则""用于计算预测误差的数据""最长训练时间"，以及训练错误变化等参数可以设置（图 15 – 9）。

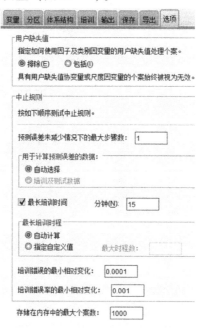

图 15 – 9　设置选项参数

（三）主要输出结果

1. 案例处理汇总

简要汇总软件对样本的处理结果。注意模型会排除一些因变量缺失或不符合分析要求的样本。本例有效样本 4326 例，排除 3672 例，如表 15 – 2 所示。

表 15 – 2　案例处理汇总

		N	百分比
样本	训练	3064	70.8%
	测试	870	20.1%
	保持	392	9.1%
有效		4326	100.0%
已排除		3672	
总计		7998	

2. 网络信息

网络信息（表 15 – 3）显示有关神经网络的信息，可用于核对参数的设置是否正确。表格中显示输入层、隐藏层和输出层相关的信息，包括输入层的因子数，隐藏层的层数、各层的单位数以及激活函数,输出层的因变量信息和激活函数等。

表 15 – 3 网络信息

输入层	因子	1	年龄类别
		2	性别
		......	......
		23	手术并发症
隐藏层	单位数		60
	隐藏层数		2
	隐藏层 1 中的单位数		20
	隐藏层 2 中的单位数		15
	激活函数		双曲正切
输出层	因变量	1	停留时间
		2	治疗费用
	单位数		14
	比例相关性的重缩放比例方法		调整标准化
	激活函数		双曲正切
	错误函数		平方和

3. 神经网络结构图

图 15 – 10 显示神经网络的拓扑结构,图中线条的粗细表示权重的大小。

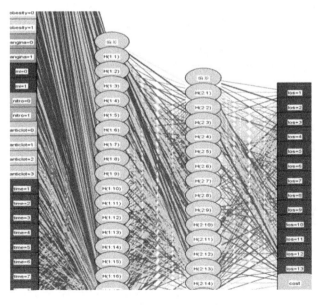

图 15 – 10 神经网络结构

4. 预测图

1）度量型因变量：可用实际预测图和残差预测图表示。

①实际预测图。此图反映实际观测值与预测值之间相关性，在纵轴上显示预测值的散点图，而对于横轴上的观察值则组合了训练和测试样本。理想情况下，值应从原点开始大致沿45°线布局，图中的点表示每个观察单位的实测值与预测值的交叉点。

图 15－11 表示因变量"停留时间"的预测图：从图中可以看出，该图的总体趋势偏离了理想的 45°线，对观察到的 5 天以下停留时间的预测往往会高估停留时间，而对观察到的 6 天以上停留时间的预测往往会低估停留时间。

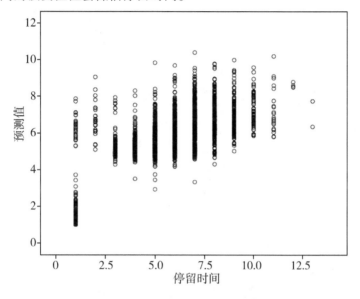

图 15－11　"停留时间"预测图

②残差预测图（图 15－12）。表示残差（实际观测值减去预测值）与预测值之间的相关性，显示了纵轴上的残差（观测值减去预测值）与横轴上的预测值的散点图。理论上分布的点集中在残差 0 线上下，离残差线越远说明预测值越不足或过度。

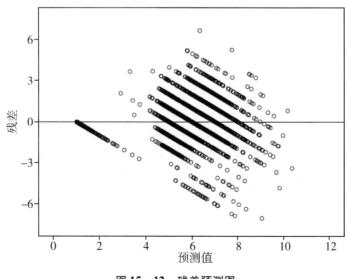

图 15－12　残差预测图

2）分类型因变量

①分类结果。分类表（表15-4）中显示不同数据集个体的分类正确百分比。由结果可见，该网络训练样本的正确率为88.3%，测试样本正确率为88.1%。因此，神经网络模型对于样本的预测能力较强。

表15-4 分类

样本	已观测	已预测		
		低	高	正确百分比
训练	低	3808	240	94.1%
	高	418	1155	73.4%
	总计百分比	75.2%	24.8%	88.3%
测试	低	1068	65	94.3%
	高	124	329	72.6%
	总计百分比	75.2%	24.8%	88.1%
保持	低	536	34	94.0%
	高	62	159	71.9%
	总计百分比	75.6%	24.4%	87.9%

②观察预测图（图15-13）。对于分类因变量，观察预测图（Predicted-by-Observed Chart）显示组合训练和测试样本的预测拟概率的聚类箱线图。x 轴为观察到的相应类别，y 轴为据模型计算出的相应类别的预测拟概率。两种颜色灰度分别代表拟概率所对应的实际类别。如果模型预测效果好，图中4个箱线图应当彼此上下错开，而重叠越多，则预测的效果越差。

因为本因变量只有"低"和"高"两个类别，因此概率0.5为判别概率，y 轴上0.5标记上方的部分为分类表中显示正确的预测，低于0.5的部分代表不正确的预测。左边第1条箱线图显示类别为"低"的预测拟概率，绝大多数个体预测正确；第2条箱线图表示类别为"低"的个体预测为"高"的预测拟概率，则绝大多数预测为错误。第3条箱线图为类别为"高"的个体预测为"低"的拟概率，在0.5上方有一部分个体预测正确；最右边的箱线图为类别为"高"的个体预测为"高"的拟概率，图中显示在0.5下方有部分个体预测错误。这图的结果与分类表中的结果基本一致。

③ROC曲线（图15-14）。ROC曲线直观显示所有可能的截止值的灵敏度和特异度，并在表15-5中给出相应曲线以下的面积。此面积反映模型的预测价值，值越大，预测能力越高。注意此曲线是以训练样本和测试样本组合在一起生成的ROC图。

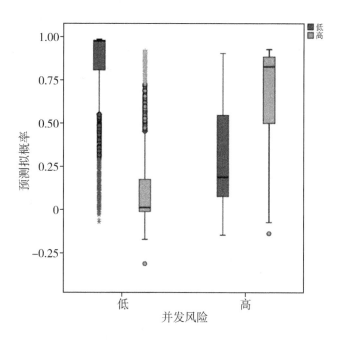

图 15 - 13 预测图

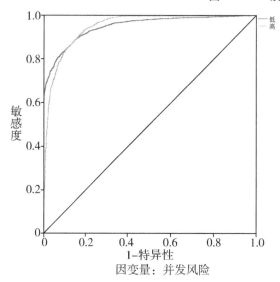

因变量:并发风险

图 15 - 14 ROC 曲线

表 15 - 5 曲线范围

		范围
并发风险	低	0.946
	高	0.946

④增益。包括累积增益图(图 15 - 15)和增益提升图(图 15 - 16)。累积增益图的横轴代表进入预测的案例比例,纵轴代表某类别中已被正确预测的案例占该类别可被正确预测案例的比例。基线代表随机选择得到的结果,是一条45°的对角线,增益线表示使用模型后的预测结果,且所有样本个体是按照预测概率从最高到最低的顺序进入预测,因此增益线在开始时会明显高于基线,但在某一点之后则逐渐开始靠近基线并逐渐与基线重合。与 ROC曲线下面积相似,累积增益线下面积越大,模型效果越好。因此,增益线从左到右开始阶段越陡峭,下面所围的面积就越大。最佳增益线是理论上模型可以达到的最优效果。

增益提升图中的横轴表示相对于随机选择的预测正确率,纵轴表示使用模型时预测正确率的提升倍数。基线代表随机选择的结果，是一条取值为 1 的水平线。与累积增益图一样，增益提升图从左到右在开始阶段取值越高且下面所围的面积越大，模型效果越好。

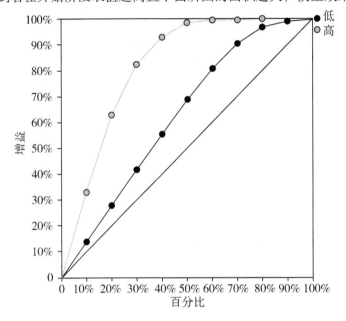

图 15 – 15 累积增益图

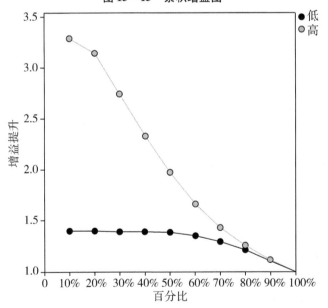

图 15 – 16 增益提升图

5. 自变量的重要性

可通过表 15 – 6 和图 15 – 17 来表示每个自变量在模型中的重要性。标准化重要性是以最重要的自变量为参照，其他自变量与之比较所占的百分比，可直观反映各自变量之间的重要程度。

表 15 – 6 自变量的重要性

	重要性	标准化的重要性
年龄类别	0.044	18.6%
性别	0.012	5.1%
糖尿病史	0.022	9.1%
血压	0.26	11.1%
吸烟者	0.019	8.0%
胆固醇	0.013	5.3%
体力活动	0.012	4.9%
肥胖	0.020	8.5%
心绞痛病史	0.020	8.5%
心肌梗死病史	0.014	5.8%
处方硝酸甘油	0.008	3.3%
服用抗癫血药物	0.032	13.4%
到医院的时间	0.067	27.8%
心电图结果	0.017	6.9%
CPK 血液结果	0.046	19.0%
肌钙蛋白 T 血液结果	0.038	15.9%
溶解凝块的药物	0.024	10.0%
出血	0.057	23.7%
镁	0.027	11.2%
洋地黄	0.013	5.6%
β 受体阻滞剂	0.017	7.0%
手术治疗	0.240	100.0%
手术并发症	0.213	88.8%

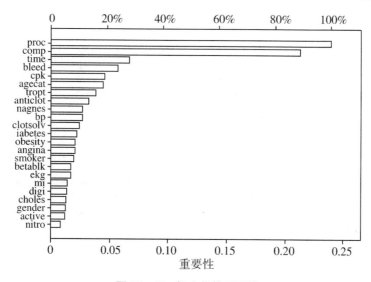

图 15 – 17 标准化的重要性

四、技能训练报告

（一）因变量为度量变时的神经网络模型

因变量为费用，其他为自变量。

1. 设置参数

分区训练样本 70%、测试样本 30%；体系结构自定义，其中设置 2 个隐藏层，激活函数为双曲，输出层激活函数为双曲；训练方式选择批处理；输出选择描述、模型汇总、观察预测图以及个案处理摘要、自变量重要性分析；其他选择默认设置。

2. 主要结果及解释

1）模型网络信息：输入层因子有 23 个，隐藏层数为 2，输入输出函数均为双曲正切（表 15 - 7）。

表 15 - 7 网络信息

输入层	因子	1	年龄类别
		2	性别
		3	糖尿病史
		…	…
		23	手术并发症
隐藏层	单位数		62
	隐藏层数		2
	隐藏层 1 中的单位数		12
	隐藏层 2 中的单位数		9
	激活函数		双曲正切
输出层	因变量	1	治疗费用
	单位数		1
	比例相关性的重缩放比例方法		调整标准化
	激活函数		双曲正切
	错误函数		平方和

2）预测图：由图 15 - 18 可得，实际费用小于 2 万元的个体其预测值偏低，其他费用个体的预测值与实际费用差不多，说明预测效果较好。

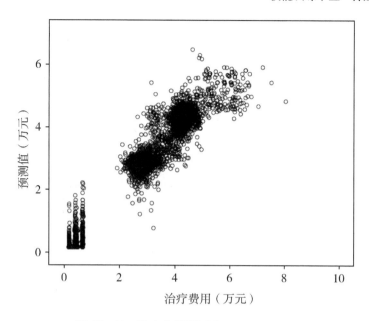

图 15 - 18　治疗费用预测图

3）自变量重要性：由图 15 - 17 可得预测治疗费用最重要的变量是"手术治疗（proc）"，其次分别是"手术并发症（comp）"、"到医院时间（time）"和"出血（bleed）"。

（二）因变量为分类变量时的神经网络模型

因变量为并发风险，其他为自变量。

1. 设置参数

分区训练样本 70%、测试样本 30%；体系结构自定义，其中设置 2 个隐藏层，激活函数为双曲正切，输出层激活函数为双曲正切；训练方式选择批处理；输出选择描述、模型汇总、分类结果、ROC 曲线、累积增益图、增益图、观察预测图以及个案处理摘要、自变量重要性分析；其他选择默认设置。

2. 主要结果及解释

1）模型网络信息：同表 15 - 7，输入层因子数 23 个，隐藏层数为 2，输入输出函数均为双曲正切。

2）分类结果（表 15 - 8）：训练样本正确率 88.5%，测试样本正确率为 88.5%。在两类样本中，"低"类别的分类正确率分别为 93.9% 和 93.5%，"高"类别的正确率为 74.7% 和 75.5%。

表 15 - 8　分类结果

样本	已观测	已预测		
		低	高	正确百分比
训练	低	3812	249	93.9%
	高	404	1194	74.7%
	总计百分比	74.5%	25.5%	88.5%
测试	低	1580	110	93.5%
	高	159	490	75.5%
	总计百分比	74.3%	25.7%	88.5%

因变量：并发风险

3）观察预测图：由图 15 - 13 可知，四个箱线图交叉重叠较少，说明预测效果较好，尤其是对于"低"类别的预测。

4）ROC 曲线：根据图 15 - 14 及表 15 - 5 两类别 ROC 曲线下面积均为 94.5%，说明模型预测效果较佳。

5）增益：累积增益图和增益提升图均显示两类结果的预测正确率较高，其预测效果较好。

6）自变量重要性：图中显示前 4 个重要自变量分别是"手术治疗（proc）"、"年龄（agecat）"、"手术并发症（comp）"和"溶解凝血药物（clotsolv）"。

（郑国华）

技能训练十六 决策树模型

一、技能训练目的

在熟悉决策树基本理论知识的基础上，通过实例数据分析进一步理解决策树模型的原理、掌握决策树模型的建模过程以及 SPSS 软件操作；熟悉决策树模型结果解读及其意义。

二、技能训练内容

（一）模型概述

决策树模型是在已知影响某事件的各种变量发生概率的情况下，通过构建自上而下的树形结构来求取各变量净现值的期望值大于等于零的概率，在此基础上评价该事件发生风险的一种决策分析方法。决策树是一种树形结构，其中每个内部节点表示一个属性上的测试，每个分支代表一个测试输出，每个叶节点代表一种类别。因此，该模型代表的是对象属性与对象值之间的一种映射关系。模型可利用特定的算法（如 ID3、C4.5、CRT、CHAID 等）自动从样本中收集信息，从树根开始不断选取新的属性来区分样本，直到所有内部节点中的样本都被区分到某个类别中。SPSS 软件提供以下算法。

1）CHAID：卡方自动交叉检测（Chi – squared Automatic Interaction Detector），是一种快速、多分支的统计树算法，能够迅速有效地探索数据。该算法对模型中的每一个输入分别与因变量进行卡方检验，以 P 值最小者作为对因变量影响最大的自变量，并以其值作为划分节点的标准，生成第一层节点。以此类推，直到达到收敛标准。

2）Exhaustive CHAID：是一种改进的 CHAID 算法，也称为穷举 CHAID 算法。其核心思想是在 CHAID 的基础上，可搜索每个预测变量所有可能的拆分，然后从中择优，从而得到更好的分类效果。

3）CRT：即分类与回归树算法（Classification and Regression Trees），是一种应用最广泛的算法，可适用于连续型因变量。CRT 算法可使用 P 值、方差、熵、gini 指数等各种指标作为模型的测量指标、自动检验模型，并找出最佳的一般模型。CRT 是一处完全的二叉树算法，能将数据分割为精确、类似同质的子集合。

4）QUEST：快速、无偏、高效统计树（Quick, Unbiased, Efficient Statistical Tree）算法，是一种新型二叉树算法，该算法将变量选择和分叉选择分开进行，适用于任何类型的自变量，可以无偏差地选择变量。

（二）技能训练资料

某研究者收集高血压影响因素的资料，数据文件见 hypentension_ tree。变量赋值见表16-1，试作决策树分析并回答以下问题。

表 16-1　高血压影响因素变量赋值表

变量名	赋值
性别	女=0；男=1
吸烟	否=0；是=1
血压	正常=0；高血压=1
饮食习惯	清淡=1；一般=2；偏咸=3
高血压家族史	无=0；有=1
年龄组	<35 岁=1；35~44 岁=2；45~54 岁=3；≥55 岁=4
体力活动水平	正常=0；不足=1
教育水平	<6 年=1；6~12 年=2；>12 年=3
饮酒	否=0；是=1

①解读所得决策树模型的主要结果。

②某个体40岁，男，本科学历，不爱活动，经常饮酒，不吸烟，饮食偏咸，有高血压家族史，请评估其发生高血压的风险。

三、技能训练方法

（一）SPSS 决策树模型的参数设置

在 SPSS 中可以利用决策树（Classification Tree）过程来实现决策树模型，参数设置过程如下。

1. 菜单操作

选择"分析"→"分类"→"决策树"菜单项，弹出对话框如图16-1所示。

2. 变量选择

1）因变量：从变量列表中选入一个因变量。如："血压"→因变量框。

2）自变量：从变量列表中将变量选入自变量框。

3）强制使用第一个变量：该选项表示直接将自变量选项中的第一个自变量作为决策树生长的开始节点的分支变量。

4）影响变量：用于从变量列表中选入一个影响自变量，该变量反映单个观测对决策树生长的影响程度，但必须为数值型变量。注意，如果指定了QUEST算法，该变量不起作用。

3. 增长方法（Growing Method）设置

用于指定决策树的生长算法，SPSS 提供 4 个选项。

1）CHAID：卡方自动交叉检测法。

2）穷举 CHAID：改进的 CHAID 算法。

3）CRT：分类回归树算法。

4）QUEST：快速、无偏、有效的统计算法。

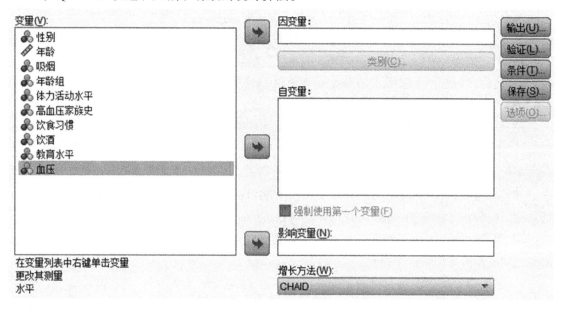

图 16 - 1 "决策树"对话框

4. 类别（Categories）设置

选择变量到"因变量"框后，则激活其下方的"类别"按钮，如图 16 - 2 所示。可设置感兴趣的目标类别。

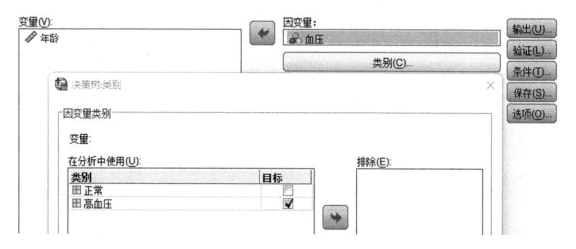

图 16 - 2 类别设置

5. 输出（Output）设置

单击"输出"按钮，弹出如下对话框，用于设置输出参数。包括如下参数。

（1）树（Tree）界面

1）输出：可设置决策树的方向、节点内容和刻度。

2）自变量统计量：不同的算法输出的内容不同，对于 CHAID 和穷举 CHAID 算法，要求在节点中显示连续变量的 F 统计量和显著性水平，以及自由度；分类变量则为卡方值、显著性水平和自由度。对于 CRT 算法，显示每一步的改进值。对于 QUEST 算法，显示连续变量和有序变量的 F 值、显著性水平及自由度等。

3）节点定义：显示父节点分支时所用的自变量在其每个子节点的取值。

4）表格式树：以表格形式输出决策树（图 16 - 3）。

（2）统计量界面（图 16 - 4）

1）模型：有"摘要""风险""分类表"和"成本、先验概率、得分和利润值"4 个选项。"摘要"显示模型的一般信息；"风险"显示风险估计及其标准误差，主要可用于衡量决策树的预测精度；"分类表"仅对分类变量有效，给出分类因变量每个取值水平上的判断正确数和错误数；"成本、先验概率、得分和利润值"也是仅对分类变量有效，主要输出错判损失函数、先验概率、得分和分析所使用的得益函数。

2）节点性能：包括"摘要"和"按目标类别"两个选项。前者输出表格摘要，后者输出分类因变量目标取值的得益比例、相应比例、增量值等。对连续变量不作输出。

3）自变量：用于设置自变量的选项，包括"对模型的重要性"和"替代变量（按分割）"两个选项。前者只对 CRT 算法有效，可把模型中的自变量按其重要性进行排序；后者可用于 CRT 和 QUEST 算法，如果模型有可替代的解决方案，会列出所有的可能方案。

4）"行"下拉菜单：用于指定节点信息表的显示方式。有"选择终端节点"、"百分比"和"两者都是"3 个选项可选。

5）排序顺序：可指定百分位表的显示顺序。

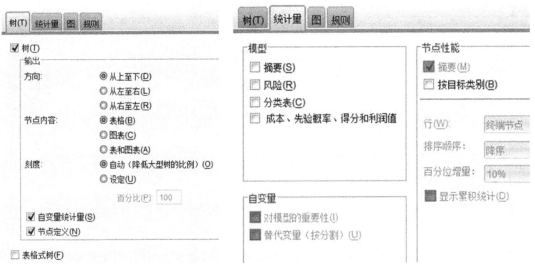

图 16 - 3　表格式树　　　　　　　　图 16 - 4　统计量界面

6）百分位增量：可指定百分位的递增间隔。

7）显示累积统计：可在每个终节点表里增加一列显示累计结果。

（3）图界面

以图 16 - 5 的形式输出以下参数。

1）自变量对模型的重要性：如前述。

2）节点性能：以图的形式显示分类变量不同类别的增益、索引和响应值；对于连续性的因变量，则输出均值、平均利润和投资收益。

3）百分位增量：意义同前述。

（4）规则界面

用于设置输出的一些参数，包括"生成分类规则""语法""节点""类型"等选项（图 16 - 6）。

1）生成分类规则：用于设置输出分类决策的规则。

2）语法：用于设置决策规则的语句格式，有 SPSS Statistics，SQL 和简单文本 3 种可选。

3）类型：用于设置关于语法和 SQL 格式的决策规则的类型，包括"为个案指定值"和"选择个案" 2 个选项。

4）节点：有 5 个选项，主要用于设置不同终端节点的输出信息。

5）将规则导出到文件：将决策规划输出至指定的文件路径。

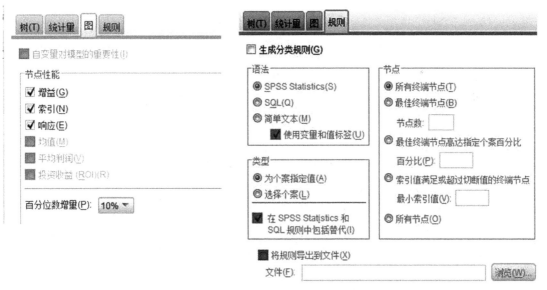

图 16 - 5　图界面　　　　　　　　　　　图 16 - 6　规则界面

6. 验证（Validation）设置（图 16 - 7）

包括以下选项。

1）无（None）：不进行验证。

2）交叉验证（Cross Validation）：采用 10 分法交叉验证法，即将全部案例随机分为 10 等分，依次留取 1 分用于验证。

3）分割样本验证（Split - sample Validation）：采用不同的方法将样本分为 2 个子集，

即训练样本和验证样本，利用训练样本拟合决策树模型、验证样本检验模型。分离方法包括"使用随机分配（Use Random Assignment）"和"使用变量（Use Variable）"两种，前者按设定的百分比随机划分训练样本，后面根据指定变量的不同属性划分训练样本。

4）显示以下项的结果（Display Result For）：用于设置指定样本的分析输出结果。

7. 条件（Criteria）设置

用于设置不同算法的参数（图 16 - 8）。

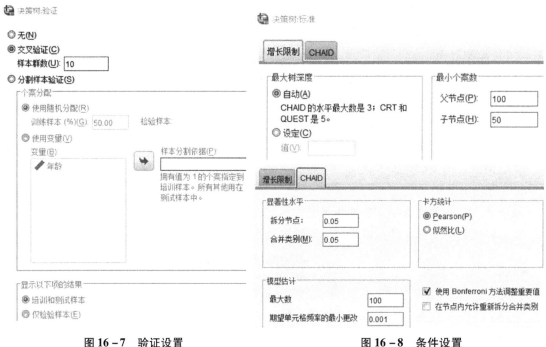

图 16 - 7　验证设置　　　　　　　　　　图 16 - 8　条件设置

（1）增长限制

1）最大树深度（Maximum Tree Depth）：用于设置决策树的高度。包括"自动"和"设定"两种，前者自动设置算法的深度，对于 CHAID 和穷举 CHAID，最大深度为 3，对于 CRT 和 QUEST 算法，最大深度为 5；后者可由用户自定义深度。

2）最小个案数（Minimun Number of Case）：用于设置每个节点需要的最少观察样本数。其中，"父节点"用于指定父节点需要的最少样本数，默认为 100，"子节点"用于设定子节点需要的最少样本数，默认为 50，这两个值可根据总样本数自行调整。

（2）CHAID 算法设置

用于设置 CHAID 算法的各种参数。

1）显著性水平：包括拆分节点和合并类别的显著性水平临界值的设定，默认为 0.05。

2）模型估计：包括"最大数"和"期望单元格频率的最小更改"两个设置。前者设定 CHAID 算法的最大迭代次数，默认为 100；后者设定单元格频数的最小改变量，默认为 0.001。

3）卡方统计：用于设置卡方检验的方法，有 Pearson 和似然比检验两种可选。

4）使用 Bonferroni 方法调整重要值：为用 Bonferroni 方法调整合并或分割节点时的显著

性水平，系统默认。

5）在节点内允许重新拆分合并类别：表示合并的节点进行重新分割以生成更好的决策树。

（3）CRT 算法设置

当在"生长方法"菜单中选择"CRT"时，在"条件"中会出现"CRT"设置选项。

1）杂质测量：选项用于设置节点内部的 Impurity 度量，有 Gini、两分法和顺序两分法 3 个选项，其中 Gini 选项为系统默认（图 16 – 9）。

2）最小改进更改：用于指定分割一个节点所需要的最小不纯减少量，默认为 0.001。

（4）修剪设置

用于设置算法的剪枝参数（图 16 – 10）。

1）修剪树以防止过拟合：表示决策树长满后对其进行修剪以免生长过度。

2）最大风险差值：用于指定决策树被剪枝前后所允许的风险值的最大差额，以标准误差的形式表示，默认值为 1。增大此值，将生成更小的决策树，其值为 0 时，将输出风险最小的决策树。

（5）替代变量设置

用于设置算法被选方案的参数（图 16 – 11）。

1）自动：系统默认。

2）设定：由用户自定义，可填入自变量的最大个数。

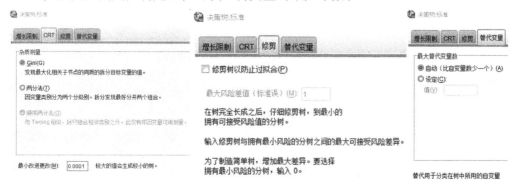

图 16 – 9　杂质测量　　　　　图 16 – 10　修剪设置　　　　　图 16 – 11　替代变量设置

8. 保存（Save）

用于设置保存的结果变量及其输出格式（图 16 – 12）。

1）终端节点编号：保存每个样本所在的节点序号。

2）预测值：保存由模型预测的因变值的值。

3）预测概率：保存由模型预测的因变值的概率。

4）样本分配（训练/检验）：用于标记样本是用于训练还是检验。

5）将树模型导出为 XML：设置样本输出到指定的 XML 文件。

9. 选项（Options）设置

有四个标签，分别是"缺失值""误分成本""利润""先验概率"（图 16 – 13）。

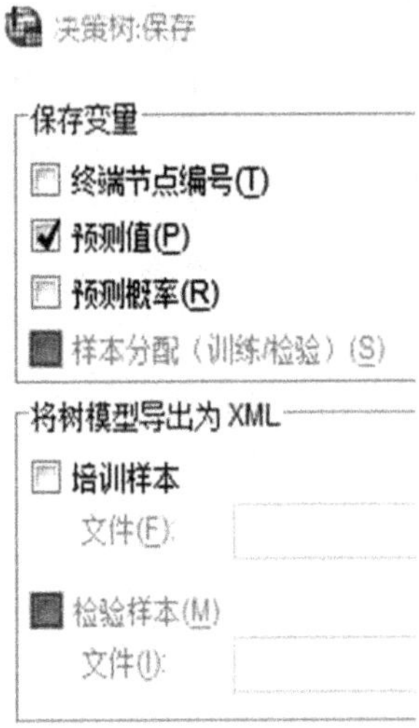

图 16－12　保存设置 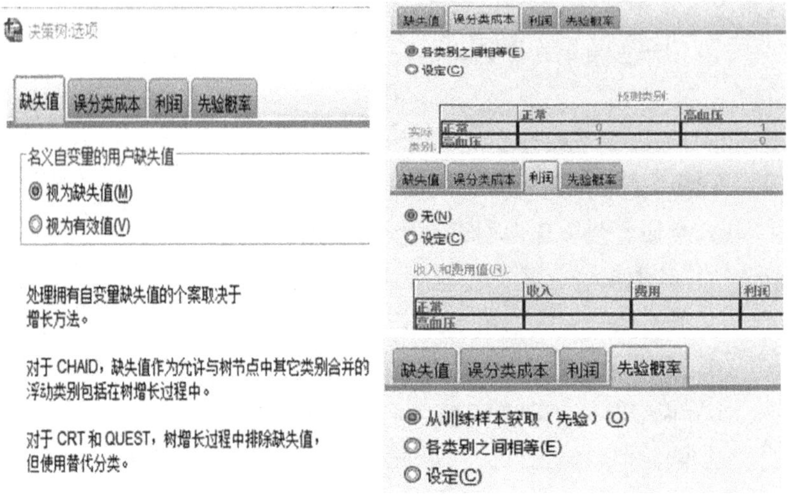　　　　　　　　　图 16－13　选项设置

（1）缺失值

名义自变量的用户缺失值：用于设置名义自变量缺失值的处理方式，包括"视为缺失值"和"视为有效值"两个选项。注意不同的生长方式，处理缺失值的方法不同。

（2）误分类成本

用于设置错判惩罚函数的参数。

1）各类别之间相等：表示各种错判分类的惩罚相同。

2）设定：自定义错判惩罚函数。

（3）利润

用于设置预测分类正确时的收益函数的参数。

1）无：不使用收益函数。

2）设定：自定义收益函数。"收入"表示输入对当前行的值标签预测正确时的收入值；"费用"表示对当前行的值标签预测正确时的消耗值；"利润"表示收益值。该项只对分类变量有效。

（4）先验概率设置

用于设置先验概率的有关参数。

1）从训练样本获取：指定从训练样本集中获得先验概率，当样本的代表性好时选此项，为系统默认选项。

2）各类别之间相等：用于指定先验概率，当因变量各取值水平所占比例相近时可选此项。

3）设定：自定义先验概率。

4）使用误分类成本调整先验：如果定义了错判惩罚函数可选此项，表示用错判矩阵调整先验概率。

（二）结果解读

1. 模型汇总

表 16 - 2 提供有关建模的一些信息。"指定"部分提供建模的设置参数，包括增长方法、因变量、自变量、验证方法、最大树深度、父节点和子节点最小个案数等。"结果"部分显示最终在模型中的自变量数，决策树的节点数、终端节点数以及树的深度。

表 16 - 2　模型汇总

指定	增长方法	CHAID
	因变量	血压
	自变量	年龄组，性别，吸烟，体力活动水平，高血压家族史，饮食习惯，饮酒，教育水平
	验证	交叉验证
	最大树深度	3
	父节点中的最小个案数	200
	子节点中的最小个案数	100
结果	自变量已包括	年龄组，饮酒，性别，吸烟，教育水平，高血压家族史
	节点数	18
	终端节点数	11
	深度	3

2. 树形图

是决策树的图解模式（图 16 - 14），双击可以编辑，可改变方向，也可通过修改字体大小可改变树大小。分枝处显示分枝变量及其分裂标准，以及检验标准（根据不同的生长方法有所不同），叶节点标明不同类别所占比例及总样本数。

3. 节点收益

表示各节点用于预测时，对预测的目标类别所获得的收益（表 16 - 3）。节点中的 N 为本节点中的样本数，节点百分比为节点样本数/总样本数 ×100%；增益中的 N 为每个节点在目标分类中所标记的个案数，其百分比为该节点目标类别个案数/目标类别的总样本数 ×100%；响应为本节点中目标分别所占的百分比，即某节点增益中的 N/该节点中的 N ×100%；指数是某节点目标类别响应的百分比占总样本中目标类别的响应百分比的比重，是两个百分比的比。该值表示所在节点观测目标分类百分比与期望目标分类百分比相差多少的程度，即某节点的响应/总响应 ×100%，反映该节点所获得的收益。

本例中，总样本为 1612 例，目标类别（高血压）为 392 例，总响应 = 24.3%。则节点 16 的节点百分比 = 138/1612 ×100% = 8.6%，增益百分比 = 107/392 ×100% = 27.3%，响应 = 107/138 ×100% = 77.5%，指数 = 该响应/总响应 ×100% = 77.5%/24.3% ×100% = 318.8%。

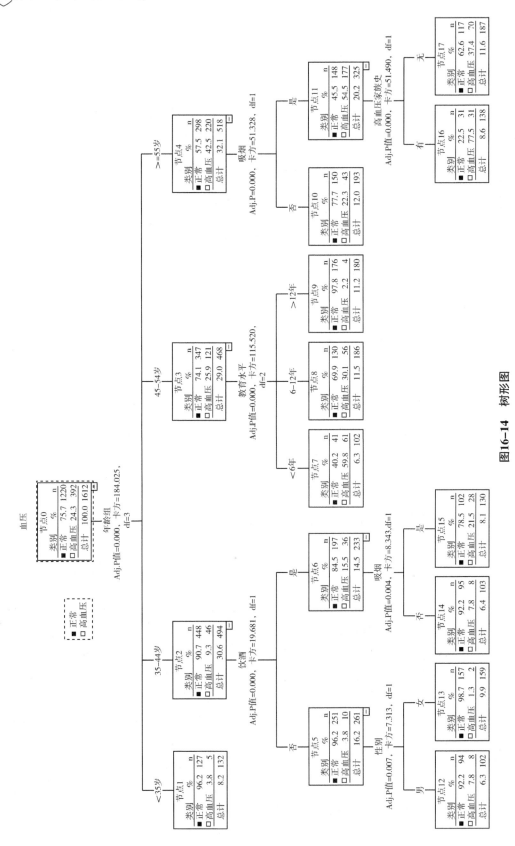

图16-14 树形图

表16-3　节点的收益

节点	节点		增益		响应	指数
	N	百分比	N	百分比		
16	138	8.6%	107	27.3%	77.5%	318.8%
7	102	6.3%	61	15.6%	59.8%	245.9%
17	187	11.6%	70	17.9%	37.4%	153.9%
8	186	11.5%	56	14.3%	30.1%	123.8%
10	193	12.0%	43	11.0%	22.3%	91.6%
15	130	8.1%	28	7.1%	21.5%	88.6%
12	102	6.3%	8	2.0%	7.8%	32.3%
14	103	6.4%	8	2.0%	7.8%	31.9%
1	132	8.2%	5	1.3%	3.8%	15.6%
9	180	11.2%	4	1.0%	2.2%	9.1%
13	159	9.9%	2	0.5%	1.3%	5.2%

4. 增益图

是以调查总例数的百分比为横坐标，目标分类的百分比为纵坐标所做的曲线图（图16-15），纵坐标总是从0开始，到达100%结束，反映收益的累计变化情况。理想模型的增益图应该是从0开始就快速上升，很快到达纵坐标的100%高度，然后平缓延长。

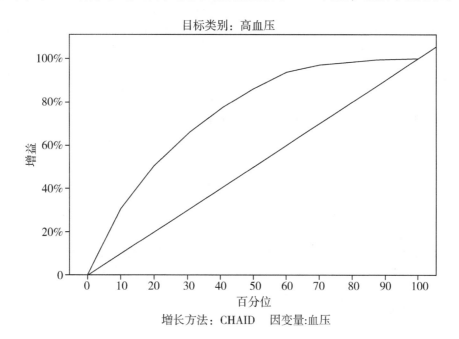

图 16-15　增益图

5. 索引图

表示指数从高到低的变化（图 16 – 16），从最高指数（100% 以上）开始逐渐下降，直到到达 100%。理想的模型其指数值应该从最高处并保持高处开始平移，平移快到横轴 100% 的位置时急剧向 100% 下降。

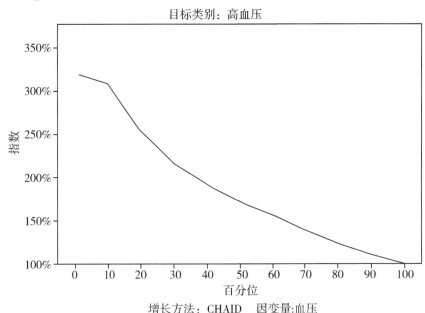

增长方法：CHAID　　因变量:血压

图 16 – 16　索引图

6. 风险评估与分类

包括风险表（表 16 – 4）和分类表（表 16 – 5）。风险表给出对模型预测正确性的检验，显示风险估计及其标准误差的值。对于分类因变量，风险估计值是进行了先验概率和误分类成本调整后不正确分类的案例比例；对于连续的因变量，风险估计是节点中的方差。本例中，样本重新替代法有 18.4% 的样本会在模型中被错分类，而用交叉验证法的错分类概率为 18.7%。

分类表给出的是按照所构建的模型进行预测得到的预测正确率，包括总正确率和不同类别的正确率，给出的结果与风险估计一致。本例中，预测的总正确率为 81.6%，正常的预测正确率为 94.1%，高血压的预测正确率为 42.9%。

表 16 – 4　风险

方法	估计	标准误差
重新替代	0.184	0.010
交叉验证	0.187	0.010

表 16 - 5　分类

已观测	已预测		
	正常	高血压	正确百分比
正常	1148	72	94.1%
高血压	224	168	42.9%
总计百分比	85.1%	14.9%	81.6%

7. 预测值

在保存中设置的 4 个新变量在数据运行后会建立在当前的数据文件中, 如图 16 - 17 所示。其中 NodeID 表示每个样本的节点位置, PredictedValue 为每个样本的预测值 (分类因变量为类别), PredictedProbability_ 1 和 PredictedProbability_ 2 分别表示为预测某类别的概率大小。

	性别	年龄	吸烟	年龄组	体力活动	高血压家族史	饮食习惯	饮酒	教育水平	血压	NodeID	PredictedValue	PredictedProbability_1	PredictedProbability_2
52	1.0	43.0	.0	2.0	1.00	.00	1.00	1.00	1.00	.0	14	0	.92	.08
53	1.0	43.0	.0	2.0	1.00	.00	1.00	1.00	1.00	.0	14	0	.92	.08
54	1.0	33.0	1.0	2.0	1.00	.00	1.00	1.00	1.00	.0	15	0	.78	.22
55	.0	33.0	1.0	2.0	1.00	.00	1.00	1.00	1.00	.0	15	0	.78	.22
56	.0	33.0	1.0	2.0	1.00	.00	1.00	1.00	1.00	.0	15	0	.78	.22
57	1.0	33.0	.0	2.0	1.00	.00	1.00	1.00	1.00	.0	12	0	.92	.08
58	.0	34.0	1.0	2.0	1.00	.00	1.00	.00	1.00	.0	13	0	.99	.01
59	.0	35.0	1.0	2.0	1.00	.00	1.00	.00	1.00	.0	13	0	.99	.01

图 16 - 17　数据文件

四、技能训练报告

在建立决策树模型时, 一般考虑以下几方面。

1. 变量选择

1) 高血压→因变量。

2) 年龄组、性别、吸烟、体力活动水平、高血压家族史、饮食习惯、饮酒、教育水平→自变量。

2. 各参数设置

1) 类别→高血压。

2) 增长方法→CHAID。

3) 输出: 树→从上至下、图表、自变量统计、节点定义; 统计量→摘要、风险、分类表; 图→增益、索引、响应, 其他默认。

4) 验证: 交叉验证。

5) 条件: 增长限制→最大深度→自动; 最小个案数→父节点 (200)、子节点 (100); CHAID→默认值。

6）保存：终端节点编号、预测值、预测概率。

7）选项：默认。

3. 主要结果

1）模型汇总：自变量总数 8 个，进入模型 6 个，节点数 18，终节点 11，树深度 3（表 16 - 6）。

表 16 - 6 模型汇总

指定	增长方法	CHAID
	因变量	血压
	自变量	年龄组，性别，吸烟，体力活动水平，高血压家族史，饮食习惯，饮酒，教育水平
	验证	交叉验证
	最大树深度	3
	父节点中的最小个案数	200
	子节点中的最小个案数	100
结果	自变量已包括	年龄组，饮酒，性别，吸烟，教育水平，高血压家族史
	节点数	18
	终端节点数	11
	深度	3

2）树形图：由图 16 - 18 可见，总样本数 1612，总目标类别（高血压）数 392，占比 24.3%；第一分裂变量为年龄组。

3）收益：由表 16 - 7 可知，最大收益节点为节点 16，收益指数为 318.8%；其次为第 7 节点，收益指数为 245.9%。

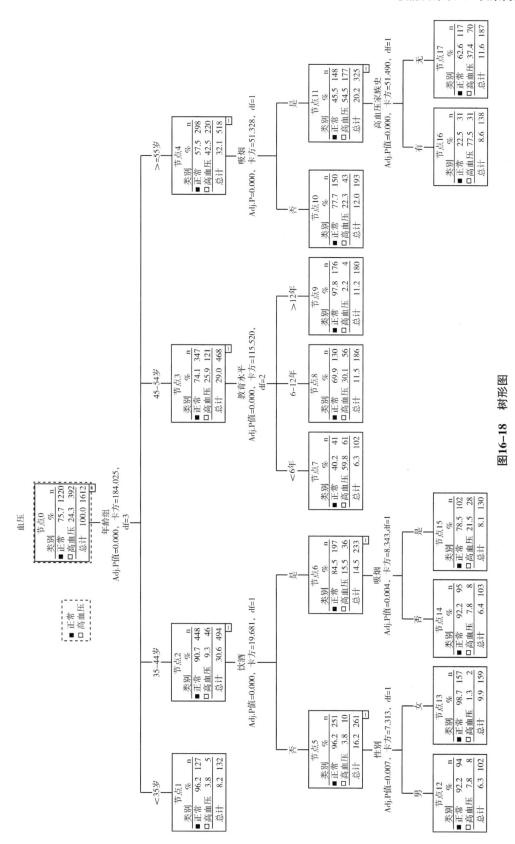

图16-18 树形图

表 16 – 7　节点的收益

节点	节点		增益		响应	指数
	N	百分比	N	百分比		
16	138	8.6%	107	27.3%	77.5%	318.8%
7	102	6.3%	61	15.6%	59.8%	245.9%
17	187	11.6%	70	17.9%	37.4%	153.9%
8	186	11.5%	56	14.3%	30.1%	123.8%
10	193	12.0%	43	11.0%	22.3%	91.6%
15	130	8.1%	28	7.1%	21.5%	88.6%
12	102	6.3%	8	2.0%	7.8%	32.3%
14	103	6.4%	8	2.0%	7.8%	31.9%
1	132	8.2%	5	1.3%	3.8%	15.6%
9	180	11.2%	4	1.0%	2.2%	9.1%
13	159	9.9%	2	0.5	1.3%	5.2%

增长方法：CHAID。

因变量列表：血压。

4）增益图与索引图：从图 16 – 19 可看出，模型效果不太理想。

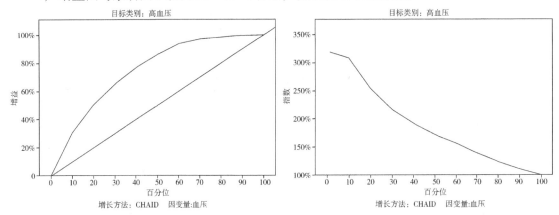

图 16 – 9　增益图与索引图

5）风险评估：由表 16 – 8、表 16 – 9 可得，总错分类为 18.4%，总正确预测概率为 81.6%，其中正常的预测正确率为 94.1%，高血压的预测正确率为 42.9%。

表 16 – 8　风险

方法	估计	标准误差
重新替代	0.184	0.010
交叉验证	0.184	0.010

增长方法：CHAID。

因变量列表：血压。

表 16 - 9　分类

已观测	已预测		
	正常	高血压	正确百分比
正常	1148	72	94.1%
高血压	224	168	42.9%
总计百分比	85.1%	14.9%	81.6%

增长方法：CHAID。

因变量列表：血压。

4. 模型参数调整及其主要结果

1）调整算法：CHAID→QUEST。结果显示高血压的预测正确率有所提高，达到47.4%（表16-10、表16-11）。

表 16 - 10　风险

方法	估计	标准误差
重新替代	0.180	0.010
交叉验证	0.203	0.010

增长方法：QUEST。

因变量列表：血压。

表 16 - 11　分类

已观测	已预测		
	正常	高血压	正确百分比
正常	1136	84	93.1%
高血压	206	186	47.4%
总计百分比	83.3%	16.7%	82.0%

增长方法：QUEST。

因变量列表：血压。

2）调整条件：父节点→150，子节点→75.结果显示总正确率和高血压的预测正确率有所提高，分别为82.5%和59.2%。在该模型中只有4个自变量进入模型，分别为年龄组、饮酒、教育水平和吸烟（表16-12、表16-13）。

表 16 - 12　风险

方法	估计	标准误差
重新替代	0.175	0.009
交叉验证	0.187	0.010

增长方法：QUEST。

因变量列表：血压。

表 16 - 13　分类

已观测	已预测		
	正常	高血压	正确百分比
正常	1098	122	90.0%
高血压	160	232	59.2%
总计百分比	78.0%	22.0%	82.5%

增长方法：QUEST。

因变量列表：血压。

5. 个体预测

根据某个体资料可得，该个体：年龄组 = 2，性别 = 1，教育水平 = 3，体力活动水平 = 1，饮酒 = 1，吸烟 = 0，饮食习惯 = 3，高血压家族史 = 1，代入模型后运行可得：预测类别 = 0，即血压正常，预测正确率 = 86%，预测高血压的概率为 14%。即该个体患高血压的概率为 14%。

（郑国华）

技能训练十七　一般健康风险评估

一、技能训练目的

熟悉健康风险评估的基本流程和一般健康风险评估的主要内容；能够正确解读一般健康风险评估的结果；掌握常见生理指标危险因素与相关疾病发生风险的评估方法。

二、技能训练内容

1. 技能训练资料

某男性，45岁，就职于某公司，连续几年接受体检服务，该个体最近一次体检后的个人健康管理报告以及最近几年体检结果如表17-1、表17-2所示。

表17-1　一般健康信息

参数名称	本次结果	上次结果（1年前）
心血管病家族史	有	有
糖尿病家族史	无	无
肥胖症家族史	无	无
米面类每天食量	2~4碗	2~4碗
肉类每天食量	2.5两	1~2两
饮食喜好甜	有	无
食盐摄入量	高	较高
吸烟情况	从不	从不
饮酒情况	偶尔	偶尔
体力活动情况	不足	一般
能量消耗等级	低等	中等
精神压力	很大	较明显
睡眠充足程度	不充足	不充足

表 17-2 主要生理指标体检结果

指标	本次结果	上次结果	参考值
体质指数（BMI）	27.1	26.5	18.5～23.9 kg/m²
体重（Wt）	78	75	kg
腰围（WC）	96	93	<95 cm
收缩压（SBP）	145	135	90～139 mmHg
舒张压（DBP）	81	80	60～89 mmHg
空腹血糖（FPG）	5.4	5.1	3.9～6.1 mmol/L
糖化血红蛋白	5.4	5.2	4.3%～6.5%
尿酸（UA）	281	263	210～430 μmol/L
总胆固醇（TC）	6.63	6.61	2.80～5.9 mmol/L
甘油三酯（TG）	1.94	1.88	0.45～1.81 mmol/L
高密度脂蛋白胆固醇（HDL-C）	0.95	1.08	0.9～1.70 mmol/L
低密度脂蛋白胆固醇（LDL-C）	4.82	4.62	2.84～4.1 mmol/L
脂蛋白（a）	26.3	25.6	0～30.0 mg/dL
载脂蛋白B	0.84	0.88	0.66～1.33 g/L
血肌酐	118	102	115～133 μmol/L

2. 技能训练要求

①请归纳该个体存在的主要健康危险因素。

②请根据其健康危险因素找出健康问题。

③请对该个体健康问题进行风险评估。

④请简述健康风险评估操作流程和步骤。

三、技能训练方法

（一）健康风险评估的基本流程

一般包括：健康信息的收集、危险度计算、风险报告和风险沟通。

1. 健康信息的收集

包括个体健康信息和与个体相关的环境信息。

1）个人健康信息：一般包括个人基本情况、行为生活方式、生物遗传因素、疾病、医疗卫生服务与体检指标信息等。这类资料一般用询问调查、自填式问卷及医疗体检等方式收集。

2）影响个体健康的环境信息：指可能影响个体健康的自然环境和社会环境因素，包括经济收入、居住条件、家庭关系、生产环境、工作环境、心理刺激和工作紧张程度等。

3）健康或疾病相关的人群资料：如目标健康问题或疾病的人群发病率、死亡率以及其他疾病负担等资料。此类资料可通过查阅文献等方式获得。

2. 危险度计算

危险度的计算主要有两种方法：第一种方法是建立在单一危险因素与发病率基础上的单因素加权法，即将这些单一因素与发病率的关系以相对危险性表示其强度，得出的各相关因素的加权分数即为患病的危险性。第二种方法是建立在多因素数理分析基础上的多因素模型法，即采用统计学概率理论的方法得出患病危险性与危险因素之间的关系模型。所采用的数理方法，除常见的多元回归外（Logistic 回归和 Cox 回归），还有基于模糊数学的神经网络方法等。

3. 风险表达

用绝对风险或相对风险指标表达或报告风险程度。绝对风险是一类用来估计未来若干年内出现某种健康问题或疾病的可能性，可估计多个危险因素引发健康问题或疾病的直接效应。相对风险是具有某一（些）危险因素的个体与不具有这种（些）危险因素的个体相比，发生某种疾病的概率之比。

4. 风险沟通

风险沟通是个体、群体以及机构之间交换信息和看法的双通道互动过程。即评估者和被评估者之间就评估结果进行交换信息和看法的互动过程，也是组织和再现健康相关信息，并为决策服务的过程。

（二）一般健康风险评估的主要内容

一般健康风险评估主要是对危险因素和可能发生疾病的评估。对危险因素的评估包括生活方式/行为危险因素评估、生理指标危险因素评估，以及个体存在危险因素的数量和严重程度的评估。

1. 生活方式/行为危险因素评估

不良生活方式和行为是主要慢性病的共同危险因素，生活方式/行为危险因素评估主要是通过对吸烟状况、体力活动、膳食状况等进行评估，帮助个体识别自身的不健康行为方式，充分认识到这些行为和风险对他们生命和健康造成的不良影响。

2. 生理指标危险因素评估

血压、血脂、血糖等生理指标是许多慢性病的共同危险因素。生理指标危险因素评估就是通过检测个体血压、血脂、血糖、体重、身高、腰围等生理指标，明确个体各项生理指标的严重程度，以及同时存在其他危险因素的数量，评估个体的危险度，并进行危险度分层管理。

（三）常见生理指标危险因素及相关发病风险评估

1. 高血压及相关疾病风险评估

成人正常血压水平在 120/80 mmHg 以下，根据《中国高血压防治指南》对高血压患者进行心血管疾病危险度分层，将高血压患者分为低危、中危、高危、极高危，分别表示 10 年内将发生心、脑血管病事件的概率为 <15%、15% ~20%、20% ~30% 和 >30%，具体分层情况（表 17-3）根据血压升高水平（1 级、2 级、3 级）、其他心血管病危险因素、靶器官损害以及并发症情况来决定。

（1）用于分层的其他心血管危险因素

男性≥55 岁，女性≥65 岁；吸烟；血胆固醇 > 5.72 mmol/L（220 mg/dL）；糖耐量受损（餐后 2 h 血糖 7.8 ~ 11.0 mmol/L）和/或空腹血糖异常（6.1 ~ 6.9 mmol/L）；早发心血管疾病家族史（一级亲属发病年龄 < 50 岁）；腹型肥胖（腰围：男性≥90 cm，女性≥85 cm）或肥胖（BMI≥28 kg/m^2）。

（2）靶器官损害

左心室肥厚（心电图或超声心电图）；颈动脉超声 IMT≥0.9 mm 或动脉粥样斑块；颈 - 股动脉脉搏速度≥12 m/s；踝/臂血压指数 < 0.9；肾小球滤过率低（< 60 mL/min/1.73 m^2）或血肌酐轻度升高（男性：115 ~ 133 μmol/L 或 1.3 ~ 1.5 mg/dL；女性：107 ~ 124 μmol/L 或 1.2 ~ 1.4 mg/dL）；微量尿蛋白 30 ~ 300 mg/24 h 或白蛋白 - 肌酐比值 ≥ 30 mg/g（3.5 mg/mmol）。

（3）并发症

心脏疾病（心绞痛，心肌梗死，冠状动脉血运重建术后，充血性心力衰竭）；脑血管病（脑出血，缺血性脑卒中，短暂性脑缺血发作）；肾脏疾病（糖尿病肾病；肾功能受损；血肌酐升高，男性 > 133 μmol/L 或 1.5 mg/dL，女性 > 124 μmol/L 或 1.4 mg/dL）；蛋白尿（> 300 mg/24 h）；外周血管病；重度高血压性视网膜病变（出血或渗出，视乳头水肿）；糖尿病〔空腹血糖异常 ≥7.0 mmol/L，餐后 2 h 血糖 ≥11.0 mmol/L，糖化血红蛋白（HbA1c）≥6.5%〕。

表 17-3 高血压患者心血管危险分层标准

其他危险因素和病史	血压水平		
	1 级	2 级	3 级
无其他危险因素	低危	中危	高危
1 ~ 2 个危险因素	中危	中危	很高危
3 个以上危险因素，或靶器官损害	高危	高危	很高危
临床并发症或合并糖尿病	很高危	很高危	很高危

2. 血脂异常相关疾病风险评估

血脂是血清中的胆固醇、甘油三酯和类脂（如磷脂）等的总称，根据《中国成人血脂异常防治指南》，血脂异常通常指血清中胆固醇和（或）甘油三脂水平升高。临床上血脂检测的基本项目为 TC、TG、LDL - C 和 HDL - C，其他包括 Apo A1、Apo B、Lp（a）等项目，实际上血脂异常也泛指包括低 HDL - C 血症在内的各种血脂异常。血脂异常的主要危害是增加动脉粥样硬化性心血管疾病（ASCVD）的发病危险。

（1）血脂正常水平

我国人群血胆固醇（TC）的合适范围是 < 5.18 mmol/L（200 mg/dL），低密度脂蛋白胆

固醇（LDL - C）的合适范围是 < 3.37 mmol/L（130 mg/dL）。TC 超过 5.18 mmol/L 或 LDL - C 超过 3.37 mmol/L。基于中国人群不同血脂水平对 ASCVD 发病危险的长期观察结果，各类血脂合适水平和异常分层标准见表 17 - 4。

表 17 - 4　中国人群血脂合适水平和异常分层标准　　　　　［mmol/L（mg/dL）］

分层	TC	LDL - C	HDL - C	非 - HDL - C	TG
理想水平		< 2.6（100）		< 3.4（130）	
合适水平	< 5.2（200）	< 3.4（130）		< 4.1（160）	< 1.7（150）
边缘升高	≥5.2（200）且 < 6.2（240）	≥3.4（130）且 < 4.1（160）		≥4.1（160）且 < 4.9（190）	≥1.7（150）且 < 2.3（200）
升高	≥6.2（240）	≥4.1（160）		≥4.9（190）	≥2.3（200）
降低			< 1.0（40）		

（2）血脂相关疾病危险评估

根据《中国成人血脂异常防治指南》对血脂异常患者进行心血管疾病危险度分层，具体分层情况根据血脂异常水平（边缘升高和升高）、其他心血管病危险因素的多少、有无高血压、有无冠心病及其等危症来决定（表 17 - 5）。冠心病等危症是指非患冠心病者 10 年内发生主要冠脉事件的危险与已患冠心病者同等，新发和复发缺血性心血管病事件的危险 > 15%。

表 17 - 5　血脂风险评估流程

符合下列任意条件者，可直接列为高危或极高危人群

极高危：ASCVD 患者

高危：（1）LDL - C≥4.9 mmol/L 或 TC≥7.2 mmol/L

　　　　（2）糖尿病患者：1.8 mmol/L≤LDL - C < 4.9 mmol/L

　　　　（或）3.1 mmol/L≤TC < 7.2 mmol/L 且年龄≥40 岁

不符合者，评估 10 年 ASCVD 发病风险 ↓

危险因素个数*		血清胆固醇水平分层（mmol/L）		
		3.1≤TC < 4.1（或）1.8≤LDL - C < 2.6	4.1≤TC < 5.2（或）2.6≤LDL - C < 3.4	5.2≤TC < 7.2（或）3.4≤LDL - C < 4.9
无高血压	0 ~ 1 个	低危（ < 5%）	低危（ < 5%）	低危（ < 5%）
	2 个	低危（ < 5%）	低危（ < 5%）	中危（5% ~ 9%）
	3 个	低危（ < 5%）	中危（5% ~ 9%）	中危（5% ~ 9%）

续表

危险因素个数*		血清胆固醇水平分层（mmol/L）		
		3.1≤TC<4.1（或）1.8≤LDL-C<2.6	4.1≤TC<5.2（或）2.6≤LDL-C<3.4	5.2≤TC<7.2（或）3.4≤LDL-C<4.9
有高血压	0个	低危（<5%）	低危（<5%）	低危（<5%）
	1个	低危（<5%）	中危（5%~9%）	中危（5%~9%）
	2个	中危（5%~9%）	高危（≥10%）	高危（≥10%）
	3个	高危（≥10%）	高危（≥10%）	高危（≥10%）

ASCVD10 年发病危险为中危且年龄小于 55 岁者，评估余生危险

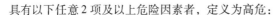

具有以下任意 2 项及以上危险因素者，定义为高危：

◎收缩压≥160 mmHg 或舒张压≥100 mmHg　◎BMI≥28 kg/m²

◎非-HDL-C≥5.2 mmol/L（200 mg/dL）　　◎吸烟

◎HDL-C<1.0 mmol/L（40 mg/dL）

注*：包括吸烟、低 HDL-C 及年龄（男≥45 岁，女≥55 岁）。

3. 糖尿病风险评估

2 型糖尿病是一种终身性疾病，主要的危害是高血糖造成的心脑血管、肾脏、视网膜及神经病变等多种并发症。大量的临床试验证实，对糖尿病高危人群进行血糖干预能够减少心脑血管事件的发生，因此有效地对糖尿病高危人群进行综合防控管理十分重要。

（1）糖尿病高危人群

指糖尿病发病风险增高的人群，是指血糖高出正常水平，但还未达到糖尿病诊断标准的人群。根据 2014 年中华医学会内分泌学分会制定的《中国成人 2 型糖尿病预防的专家共识》，糖尿病高危人群还包括血糖正常性高危人群，即糖代谢正常但包括下述任何一个危险因素者。

①年龄≥40 岁；②有糖尿病前期史，包括糖耐量异常、空腹血糖受损或两者同时存在；③超重［体质指数（Body Mass Index，BMI）≥24］或肥胖（BMI≥28）和（或）腹型肥胖（男性腰围≥90 cm，女性腰围≥85 cm）；④静坐生活方式；⑤一级亲属中有 2 型糖尿病患者；⑥有妊娠期糖尿病史的妇女；⑦高血压［收缩压≥140 mmHg（1 mmHg=0.133 kPa）和（或）舒张压≥90 mmHg］或正在接受降压治疗；⑧血脂异常［高密度脂蛋白胆固醇≤0.91 mmol/L 和（或）总胆固醇≥2.22 mmol/L］或正在接受调脂治疗；⑨冠状动脉粥样硬化性心血管疾病患者；⑩有一过性类固醇性糖尿病病史者；⑪多囊卵巢综合征（polycystic ovarian syndrome，PCOS）患者或伴有与胰岛素抵抗相关的临床状态（如黑棘皮征等）；⑫长期接受抗精神病药物或抗抑郁药物治疗。

根据美国糖尿病协会（ADA）2018 年最新的诊断标准，空腹血糖受损（IFG）是指空腹血糖（FPG）为 5.6~7.0 mmol/L，糖耐量降低（IGT）是指口服 75 g 葡萄糖，2 h 后静脉

血糖为 7.8～11.1 mmol/L。2013 年 ADA 将糖化血红蛋白（HbA1c）值为 5.7%～6.5% 列为判定糖尿病高危人群的指标之一。

（2）糖尿病风险评估

目前临床上广泛用于筛查 2 型糖尿病高危人群的方法是检测 FPG、HbA1c 和口服糖耐量实验（OGTT）。糖尿病高危人群筛查的金标准是 OGTT，但 OGTT 操作相对不方便，需要多次抽血，难以在健康体检中推广。FPG 筛查简单易行，但易受到患者禁食时间、急性疾病等影响。而 HbA1c 诊断 IGT 和 IFG 的灵敏度较低。针对这些不足，一些糖尿病高危人群多参数风险预测模型或评分工具应运而生。主要包括两类：一类是不包含实验数据的糖尿病风险评分工具，比较典型的有芬兰糖尿病风险评分工具 FINDRISK；另一类是包含实验数据的糖尿病风险评分工具。

FINDRISK 是第一个基于简单临床资料识别糖尿病高危人群的评分工具（表 17－6），该工具是研究者在芬兰人群中随访 10 年后，根据随访指标及随访结果所制订，纳入的指标包括年龄、体质指数（BMI）、腰围、体力活动量、高血压病史及降压药物使用史、高血糖病史、日常蔬菜水果消费量等。在预测模型中，受检者分值范围是 0～20 分，9 分为切点判断，灵敏度为 81%，特异度为 76%，曲线下面积（AUC）为 0.87，具有较好的预测效果。≥9 者提示需要接受进一步的介入性检查。

表 17－6　危险因素的分值分布情况

项目	分值分布
年龄（岁）	<45 = 0 分，45～54 = 2 分，55～64 = 3 分
BMI（kg/m²）	<25 = 0 分，25～30 = 1 分，>30 = 3 分
腰围（cm）	
男	<94 = 0 分，94～102 = 3 分，≥102 = 4 分
女	<80 = 0 分，80～88 = 3 分，≥88 = 4 分
是否服用降压药	否 = 0 分，是 = 2 分
每周体育活动时间	≥4 h/周 = 0 分，<4 h/周 = 2 分
每日食用蔬菜水果	是 = 0 分，否 = 1 分
既往血糖情况	无异常 = 0 分，诊断为糖尿病或隐性糖尿病 = 5 分

直系或旁系亲属中是否有被确诊为糖尿病？否 = 0 分；有（爷爷/姥爷、奶奶/姥姥、姑妈/姨妈、叔、伯/舅、表兄妹/堂兄妹，或其子女）= 3 分；有（父母、兄妹、子女）= 5 分。

2002 年，芬兰的 Saaristo 等对原有的芬兰糖尿病风险评分模型进行改良，在 FINDRISC 中加入了糖尿病家族史这一危险因素进行分析，使模型的分值分布提高到 0～26 分，可用于发现那些目前血糖处于正常水平但有很高的糖尿病发病风险的人，同时还可以用于临床发现糖耐量异常和代谢综合征患者。对于分数 <7 分者为低危，不采取干预措施；分数在 7～14 分者为中危，由糖尿病专科护士进行健康生活方式指导；分数 ≥15 分者采集血样，等待接

受进一步的检查和处理，并根据检查出的结果进行个性化的干预和随访。

4. 肥胖及相关疾病风险评估

肥胖症是一种由多因素引起的慢性代谢性疾病，早在 1948 年世界卫生组织已将它列入疾病名单，并认为是 2 型糖尿病、心血管病、高血压、中风和多种癌症的危险因素。国际生命科学学会中国办事处组织由多学科专家组成的"中国肥胖问题工作组"，提出"以 BMI 值 24 为中国成人超重的界限，BMI 28 为肥胖的界限；男性腰围≥85 cm，女性腰围≥80 cm 为腹部脂肪蓄积的界限。导致体重升高的因素主要有膳食不均衡、饮食不规律、活动量不足、睡眠不够、家族肥胖史、代谢相关疾病等。

（1）评估因素

1）腰围：是腰部周径的长度。目前，公认腰围是衡量脂肪在腹部蓄积（即中心性肥胖）程度的最简单、实用的指标。

2）膳食营养：通过问卷对超重或肥胖患者膳食中的全谷类、蔬菜、水果、优质蛋白、奶制品、加工肉制品、脂肪、添加糖、盐、酒精的摄入量进行调查，得出膳食营养质量评估。膳食问卷总分为 100 分，<60 分为膳食营养有风险，60~75 分为膳食营养风险可疑，>75 分为膳食营养无风险。

3）体力活动：体力活动评估从运动强度和时长两方面进行，根据结果可分为：体力活动缺乏：几乎没有任何体力活动或运动。体力活动不足：每周中等强度有氧运动时间少于 150 min 或高强度有氧运动少于 75 min，或者等量的中等强度和高强度相结合的有氧运动。

体力活动适宜：每周中等强度有氧运动时间 150~300 min 或高强度有氧运动 75~150 min，或者等量的中等强度和高强度相结合的有氧运动。

体力活动充足：每周中等强度有氧运动时间大于 300 min 或高强度有氧运动大于 150 min，或者等量的中等强度和高强度相结合的有氧运动。

4）心肺适能

①非运动心肺适能评估。根据患者性别、年龄、体力活动评估结果、体脂率等信息，得出相应心肺适能评估结果。

②台阶试验。受检者通过 3 min 台阶试验测试，获取运动后的心率变化，根据相应的公式得出心肺适能评估结果。

（2）评估与分期

1）体重判定

①超重或肥胖。以 BMI 为依据对成人超重或肥胖进行判定，24.0 kg/m^2 < BMI < 28.0 kg/m^2，为超重，BMI >28.0 kg/m^2 为肥胖。

②中心型肥胖。中心型肥胖可以用腰围直接判定，男性腰围为 85~90 cm，女性腰围为 80~85 cm 为中心型肥胖前期；男性腰围≥90 cm，女性≥85 cm 为中心型肥胖前期。

2）超重或肥胖分期：超重或肥胖分为 4 期，具体如下：0 期：超重，无超重或肥胖相关疾病前期或相关疾病；1 期：超重，伴有 1 种或多种超重或肥胖相关疾病前期，或肥胖，无或伴有 1 种或多种超重或肥胖相关疾病前期；2 期：超重或肥胖，伴有 1 种或多种超重或肥胖相关疾病；3 期：超重或肥胖，伴有 1 种或多种超重或肥胖相关疾病重度并发症。

超重或肥胖相关疾病前期指血压正常高值、血脂边缘升高、糖尿病前期、高尿酸血症等；超重或肥胖相关疾病包括 2 型糖尿病、血脂异常、高血压、冠状动脉粥样硬化性心脏病、非酒精性脂肪性肝病、多囊卵巢综合征、女性不孕、睡眠呼吸暂停综合征、骨关节炎、痛风等；超重或肥胖相关疾病重度并发症指心肌梗死、心力衰竭、脑卒中、糖尿病慢性并发症（视网膜病变，肾功能不全：肾小球滤过率 < 60 mL/1.73 m²）、肝硬化、肥胖相关性癌症等。

（3）肥胖相关疾病风险评估

以 BMI 对肥胖程度的分类，中国肥胖问题工作组提出根据中国成人超重和肥胖程度的界限值，及结合腰围来判断相关疾病的危险度（表 17 - 7），其建议如下：BMI ≥ 24 kg/m²者患高血压的危险是体重正常者（BMI = 18.5 ~ 23.9 kg/m²）的 3 ~ 4 倍，患糖尿病的危险是体重正常者的 2 ~ 3 倍，具有 2 项及 2 项以上危险因素（即危险因素聚集，主要的 5 个危险因素包括血压高、血糖高、血清总胆固醇高、血清甘油三酯高和血清高密度脂蛋白胆固醇低）的危险是体重正常者的 3 ~ 4 倍。BMI ≥ 28 的肥胖者中 90% 以上患有上述疾病或有危险因素聚集。男性腰围达到或超过 85 cm，女性腰围达到或超过 80 cm 者患高血压的危险约为腰围低于此界限者的 3.5 倍，其患糖尿病的危险约为 2.5 倍；其中有 2 项及 2 项以上危险因素聚集者的危险约为正常体重者的 4 倍以上。

表 17 - 7 中国成人超重和肥胖的体质指数和腰围界限值与相关疾病 * 危险的关系

分类	体质指数（kg/m²）	腰围（cm）		
		男：< 85 女：< 80	男：85 ~ 95 女：80 ~ 90	男：≥ 95 女：≥ 95
体重过低 **	< 18.5	—	—	—
体质指数	18.5 ~ 23.9	—	增加	高
超重	24.0 ~ 27.9	增高	高	极高
肥胖	≥ 28	高	极高	极高

* 相关疾病指高血压、糖尿病、血脂异常和危险因素聚集。** 体重过低可能预示有其他健康问题。

四、技能训练报告

（一）请归纳该男性存在的主要健康危险因素

从该男性的个人体检数据来看，该男性目前存在的主要健康危险因素为体质指数超出正常范围，收缩压偏高，总胆固醇、甘油三酯、低密度脂蛋白胆固醇偏高，体力活动不足（缺少体育锻炼），精神压力大，睡眠不足，饮食结构不够合理（肉类、食盐摄入过量），饮酒。不可改变的危险因素包括性别、年龄及高血压家族史。

（二）请根据其健康危险因素找出健康问题

①具有超重、收缩压偏高、食盐摄入过量、饮酒、体力活动不足、精神压力过大等危险

因素，可能导致高血压。

②总胆固醇、甘油三酯、低密度脂蛋白偏高，超重等危险因素导致的血脂异常。

③超重、体力活动不足，饮食不合理等危险因素导致肥胖风险。

④超重、体力活动不足，饮食不合理，总胆固醇、甘油三酯、低密度脂蛋白偏高等危险因素导致糖尿病风险。

（三）请对该个体健康问题进行风险评估

1. 高血压风险评估

1）影响高血压的主要危险因素：该男子的体检指标中可能与高血压有关的因素如表17-8所示。

表 17-8　与高血压相关的体检指标

参数名称	本次结果	上次结果	正常参考
心血管病家族史	有	有	无
高血压家族史	有	有	无
收缩压（SBP）	145	135	90～139 mmHg
舒张压（DBP）	81	80	60～89 mmHg
总胆固醇（TC）	6.63	6.61	2.80～5.9 mmol/L
腰围（WC）	96	93	85～95 cm
体质指数	27.1	26.5	18.5～23.9 kg/m²
食盐摄入量	高	较高	正常
饮酒情况	偶尔	偶尔	从不
体力活动情况	不足	一般	一般
精神压力	很大	较明显	几乎没有

2）风险评估：该45岁男性具有高血压风险的危险因素包括：血胆固醇升高，腹型肥胖（腰围大于90 cm），以及收缩压升高（一级高血压），未发现靶器官损害和相关并发症。根据高血压患者心血管危险分层标准，该男性未来10年发生心脑血管疾病的风险等级为中危，达15%～20%。

2. 血脂异常风险评估

1）血脂异常的危险因素：该男子总胆固醇、甘油三酯、低密度脂蛋白胆固醇均高于正常值，可以判断为血脂异常。血脂异常及其他危险因素如表17-9所示。

表 17 - 9　血脂异常及其他危险因素

参数名称	本次结果	上次结果	正常参考
总胆固醇（TC）	6.63	6.61	2.80 ~ 5.9 mmol/L
甘油三酯（TG）	1.94	1.88	0.45 ~ 1.81 mmol/L
高密度脂蛋白胆固醇（HDL - C）	0.95	1.08	0.9 ~ 1.70 mmol/L
低密度脂蛋白胆固醇（LDL - C）	4.82	4.62	2.84 ~ 4.1 mmol/L
脂蛋白（a）	26.3	25.6	0.0 ~ 30.0 mg/dL
收缩压（SBP）	145	135	90 ~ 139 mmHg
吸烟情况	从不	从不	
载脂蛋白 B	0.84	0.88	0.66 ~ 1.33 g/L
饮食喜好甜	有	无	饮食喜好甜
肉类每天食量	2.5 两	1 ~ 2 两	肉类每天食量
体力活动情况	不足	一般	一般

2）风险评估：根据该男子体检资料，该男子具有一级高血压（收缩压 145 mmHg）、高密度脂蛋白胆固醇 <1.0 mmol/L，年龄 = 45 岁。根据血脂异常风险评估指南，该男子未来 10 年发生 ASCVD 的风险大于 10%，属于高危人群。可改变的危险因素有调整饮食结构，增加体力活动。

3. 糖尿病风险评估

1）糖尿病的危险因素：血糖测量正常，但与糖尿病发病风险有关因素（表 17 - 10）有年龄、超重、低体力活动、能量消耗低、血脂异常、血压偏高、饮食好甜等。因此，属于糖尿病高危人群。

表 17 - 10　糖尿病风险相关因素

参数名称	本次结果	上次结果	正常参考
糖尿病家族史	无	无	
空腹血糖	5.4	5.1	<6.1 mmol/L
糖化血红蛋白	5.4	5.2	4.3% ~ 6.5%
餐后血糖	—		<7.8 mmol/L
收缩压（SBP）	145	135	90 ~ 139 mmHg
腰围（WC）	96	93	<95 cm
体质指数	27.1	26.5	18.5 ~ 23.9 kg/m^2
甘油三酯（TG）	1.93	1.88	0.3 ~ 1.7 mmol/L
饮食喜好甜	有	无	无

参数名称	本次结果	上次结果	正常参考
能量消耗等级	低等	中等	
体力活动情况	不足	一般	
吸烟情况	从不	从不	

2）糖尿病风险评估：根据 FINDRISK 的评估标准，该男子糖尿病危险分数为：年龄 = 45 岁，2 分，腰围 = 96 cm，3 分，血压偏高 2 分，每周体育活动不足 2 分，但无血糖异常，无糖尿病家族史。因此，根据 FINDRISK 标准，其危险分值为 9 分，属于糖尿病中危人群，需要由专业人员进行健康生活方式指导，可调整的行为方式为调整饮食结构，增加体育运动等。

4. 肥胖评估

1）危险因素评估：该男子体质指数达 27.1 kg/m²，腰围大于 90 cm。因此，可判定为肥胖。相关危险因素（表 17 - 11）有体力活动不足，能量消耗低等，睡眠不足。

表 17 - 11 主要参数

参数名称	本次结果	上次结果	正常参考
肥胖症家族史	无	无	
体质指数	27.1		18.5 ~ 23.9 kg/m²
腰围（WC）	93		85 ~ 95 cm
体重（Wt）	78	75	kg
收缩压（SBP）	145	135	90 ~ 139 mmHg
总胆固醇（TC）	4.63	4.61	2.80 ~ 5.9 mmol/L
甘油三酯（TG）	1.93	1.88	0.3 ~ 1.7 mmol/L
高密度脂蛋白胆固醇（HDL - C）	0.95	1.08	0.9 ~ 1.70 mmol/L
空腹血糖（FPG）	5.4	5.1	3.9 ~ 6.1 mmol/L
米面类每天食量	2 ~ 4 碗	2 ~ 4 碗	
肉类每天食量	2.5 两	1 ~ 2 两	
能量消耗等级	低等	中等	
体力活动情况	不足	一般	
睡眠充足程度	不充足	不充足	

2）风险评估：有高血压，血清总胆固醇高、血清甘油三酯高和血清高密度脂蛋白胆固醇低，3 项危险因素聚集，结合其 BMI = 27.1，WC > 90 cm。因此，该男子由肥胖引发的相关疾病极高，是正常体重者的 3 ~ 4 倍。该男子可以通过改善饮食结构（少油、少肉、少

盐），同时增加体力活动和保证充足睡眠等方式来降低控制体重，降低相关疾病的风险。

（四）请简述健康风险评估操作流程和步骤

健康风险评估包括三大模块：问卷、风险计算和评估报告。这三大模块的操作流程则包括：①采集个人健康有关信息、进行有关医学检查。评估对象填写"个人健康及生活方式信息记录表"，内容包括疾病史、家族史、膳食及生活方式、体力活动、心理状况等，并进行体格测量、心电图检查和临床实验室检查等。②利用健康管理系统等信息化系统进行健康风险的计算和结果的录入，并由负责医生进行核实，最终完成个人健康管理报告。③解释报告内容。健康管理医生向评估对象解释个人健康管理报告中"综合健康信息""疾病风险评估""日常保健建议""相关健康信息"这四大模块的有关内容及意义，服务对象也可咨询有关问题。④跟踪指导。健康管理医生将评估的结果，包括健康信息清单、现患疾病及家族史、疾病危险性评价结果、疾病危险程度分级、健康管理处方等信息定期与评估对象保持联系，提醒评估对象按健康管理处方及健康行动计划去做。评估对象也可通过电话、门诊咨询等方式与健康管理医生保持联系。

（郑国华）

技能训练十八 哈佛癌症风险模型应用

一、技能训练目的

通过对本案例的学习与讨论，掌握哈佛癌症风险指数的相关概念，熟悉哈佛癌症风险指数的应用以及结果解释。

二、技能训练内容

案例材料（请仔细阅读案例材料，结合所学理论知识，回答相关问题）

研究背景：糖尿病是严重影响人类健康的世界性公共卫生问题。在发达国家，糖尿病是继心血管病和恶性肿瘤之后的第三大非传染性疾病。在我国，近年随着生活方式改变和人口老龄化，糖尿病的患病率迅速上升。本研究依据国内近20年来糖尿病流行病学资料，确定我国成年人糖尿病发病的主要风险因素及其相对风险度，并应用哈佛癌症风险指数（Hanrard Cancer Risk Index）工作小组提出的计算公式，建立基于生活方法问卷及常规体检资料的我国成年人糖尿病风险评估计算模型。

问题1：试问建立风险评估模型的意义和作用。

方法：成立包括流行病学研究人员、医学统计学研究人员、从事糖尿病诊治的临床医师及从事健康管理和健康教育的专业人员的多学科专家小组。小组成员分次座谈，查找、选择和确定我国近20年来糖尿病发病的相关流行病学资料，在充分讨论的基础上，对预测变量的选取、数据的取舍和计算模型所应用的取值达成共识。采用"糖尿病""风险因素""流行病学""发病率""病例对照"等中文词及其组合，通过查找关键词、主题词、摘要和题目，检索国内主要数据库，包括中国学术期刊网全文数据库（CNKI）和万方数据库，并采用"diabetes""Chinese""risk factor""case – control"等英文词检索 Medline，结合手工检索及文献追溯的方法查找近20年来国内外主要学术期刊上发表的我国人群糖尿病相关流行病学研究资料。模型采用的数学计算公式为哈佛癌症风险指数工作小组提出的计算公式：

$$RR = \frac{RR_{I1} \times RR_{I2} \times \cdots \times RR_{In}}{[P_1 \times RR_{C1} + (1 - P_1) \times 1.0] \times [P_2 \times RR_{C2} + (1 - P_2) \times 1.0] \times \cdots [(P_n \times RR_{Cn}) + (1 - P_n) \times 1.0]}$$

公式中，RR 为被预测个体患某一疾病与其同性别年龄组一般人群比较的相对风险。RR_I 指个体中存在的风险因素的相对风险度；P 为其同性别年龄组人群中暴露于某一风险因素者的比例；RR_C 为由专家小组对某一风险因素（包括不同分层）的相对风险度达成共识的赋值。计算出个体患病的相对风险后，可与其同性别年龄组一般人群比较，若乘以其同性别年龄组一般人群某病的发病率，即可算出个体患病的绝对风险值。

问题2：作者进行文献检索的目的是什么？通过文献检索要提取何指标？如何确定所得到的值？

问题3：该风险指数是什么类型的风险指数？指数的大小有何意义？

问题4：简述建立风险评估模型的步骤。

文献检索后经讨论达成共识的糖尿病发病风险因素及其相对风险度见表18-1。

表 18-1　糖尿病发病风险因素及其相对风险度

风险因素	相对风险度	风险因素	RR_I	RR_C	相应危险因素人群暴露率（%）
家族史		家族史			
父母中1人或兄弟姐妹中有糖尿病史	1.4	父母中1人有糖尿病史	1.4	1.4	0.06
双亲均有糖尿病史	3.8	双亲均有糖尿病史	1.0	3.8	0.00
体质指数（kg/m²）		体质指数（kg/m²）			
≥24.0 且 <28.0	1.6	≥24.0 且 <28.0	1.6	1.6	0.24
≥28.0	3.5	≥28.0	1.0	3.5	0.08
腰围（cm）		腰围（cm）			
男性		≥85 且 <90	1.4	1.4	0.16
≥85 且 <90	1.4	≥90 且 ≤100	1.0	2.1	0.12
≥90 且 ≤100	2.1	>100	1.0	2.8	0.09
>100	2.8	体力活动			
女性		静坐生活方式	1.0	2.6	0.04
≥85 且 <85	1.4	体力活动不足	1.4	1.4	0.16
≥85 且 ≤95	2.1	肉类食物 >200 g/dᶜ	1.0	1.3	0.23
>95	2.8	蔬菜水果少	1.0	1.2	0.26
体力活动		过量饮酒（>4 杯/d）	1.0	1.5	0.08
静坐生活方式ᵃ	2.6	吸烟	1.2	1.2	0.64
体力活动不足ᵇ	1.4	空腹血糖调节受损	3.2	3.2	0.02
肉类食物 >200g/dᶜ	1.3	有高血压病史	1.0	1.6	0.17
蔬菜水果少ᵈ	1.2	血脂			
过量饮酒（>4 杯/d）ᵉ	1.5	血胆固醇 >5.2 mmol/L	1.0	1.4	0.08
吸烟	1.2	血甘油三脂 >1.7 mmol/L	1.7	1.7	0.16
空腹血糖调节受损ᶠ	3.2				
有高血压病史	1.6				
血脂					
血胆固醇 >5.2 mmol/L	1.4				
血甘油三脂 >1.7 mmol/L	1.7				

注：a. 静坐生活方式指在工作、家务、交通期间或休闲时间内，无或仅有非常少的体力活动；b. 体力活动不足指平均每天中等强度体力活动不足 30 min 或每周重体力活动时间不足 60 min；c. 肉类食物不包括鱼肉；d. 蔬菜水果少指每周进食蔬菜水果少于 2~3 d，或每天进食蔬菜水果在 1 次或以下；e. 每杯酒指含乙醇 10 g 的任何酒类；f. 空腹血糖调节受损指空腹血糖值在 5.6~6.9 mmol/L（2003 年国际糖尿病专家委员会建议）。

问题5：请解释各危险因素相对危险度的含义？并根据此信息设计一份简要的糖尿病风险评估信息调查表。

应用：男性 42 岁，母亲患有糖尿病，体质指数 24.7 kg/m²；腰围 88 cm；办公室工作，每周 1 ~ 2 次中等量体力活动，每次活动时间少于 30 min，每日进食肉类 100 g，每日进食蔬菜水果 1 次以上、饮酒 2 杯，吸烟，空腹血糖 5.8 mmol/L，无高血压病史，血胆固醇 4.3 mmol/L，血甘油三酯 2.4 mmol/L。

问题 6：请计算该男性与同性别年龄组一般人群比较，其患糖尿病的相对风险。如果该男性所在年龄组一般人群糖尿病发病率为 340/10 万，其今后 5 年糖尿病发病的绝对风险是多少？并说明其含义。

问题 7：该男子的危险因素中，哪些是可改变的危险因素？如果通过健康管理，该男子的可改变危险素因降低到正常水平，其相对于一般人群的风险是多少？今后 5 年内糖尿病发病风险可降低多少？

问题 8：根据哈佛癌症风险指数工作小组制订的标准（表 18 – 2），定性该患者的风险等级。

表 18 – 2　被测个体与同性别同年龄组一般人群比较的相对风险

≤0.2	极显著低于一般人群
0.2 ~ 0.5（不含下限，下同）	显著低于一般人群
0.5 ~ 0.9	低于一般人群
0.9 ~ 1.1	相当于一般人群
1.1 ~ 2.1	高于一般人群
2.1 ~ 5.1	显著高于一般人群
>5.1	极显著高于一般人群

三、技能训练方法

疾病风险评估（Disease Specific Health Assessment）就是指对特定疾病患病风险的评估，即有关患病可能程度的评估，是健康管理中极为重要环节。它是一种有效的鉴别高危人群的方法，也是健康风险评估的重要内容之一。它依托相似人群中每个个体的健康水平、饮食营养、生活习惯、运动、心理、环境等健康信息，通过一定的方法，共同构成风险评估模型。其作用是帮助评估对象发现某些病的患病可能性和程度，采取积极有效的预防措施，改善现有生活中的不良饮食习惯和生活习惯，或者到相关医疗机构做进一步的临床检查和预防性治疗，以便最大限度地预防或延缓患病的发生。其目的是将健康数据转变为健康信息，可以帮助个体综合认识健康危险因素、鼓励和帮助人们修正不健康的行为、有助于制定个性化的健康干预措施、评价干预措施的有效性。疾病风险评估一般包括 4 个步骤：一是选择需预测的疾病（病种）；二是不断发现并确定与该疾病发生有关的危险因素；三是应用适当的预测方法建立疾病风险预测模型；四是验证评估模型的正确性和准确性。

哈佛癌症风险指数（Havard Cancer Risk Index）是一种风险评估工具，由哈佛癌症风险工作小组提出的，是基于生活方式及常规体检资料的癌症风险评估模型。主要用于预测年龄为 40 岁及以上的个体癌症发病的相对风险，适用于约占 80% 主要类型的癌症（不包括非黑色素瘤皮肤癌）。工作小组由流行病学家、临床肿瘤学家和其他在哈佛医学院工作具有定量专业知识的工作人员组成。工作小组通过与相关癌症有关的环境、饮食，以及每种癌症的其他生活方式因素的相对危险度制订评估模型，主要适用于北美和欧洲人群。

1. 模型构建

1）资料来源：资料来自于 2 个队列，女性队列为 1984—1994 年 71 774 名 40~70 岁女性的资料，男性队列为 1986—1996 年 38 954 名 40~70 岁男性的资料。这些人群在进入队列前均未发病。疾病相关的因素包括：红肉的摄入、蔬菜、饮酒情况、维生素、体力活动、体质指数、口服避孕药、绝经激素的服用、家族史、阿司匹林、结肠癌筛检等。

2）风险评估模型：其风险评估模型如下：

$$RR = \frac{RR_{I1} \times RR_{I2} \times \cdots \times RR_{In}}{[P_1 \times RR_{C1} + (1 - P_1) \times 1.0] \times [P_2 \times RR_{C2} + (1 - P_2) \times 1.0] \times \cdots [(P_n \times RR_{Cn}) + (1 - P_n) \times 1.0]}$$

其中，RR 为被预测个体患某病与其同性别年龄组一般人群比较的相对风险。RR_{IN} 指个体中存在的危险因素的相对危险度；P_N 为其同性别年龄组人群中暴露于某一危险因素者的比例；RR_{CN} 为基于共识的相对风险，由专家小组对某一危险因素（包括不同分层）的相对危险度达成共识的赋值。

2. 模型评估

为了评估癌症预测风险指数的拟合度，先将风险分为极低、很低、较低、一般、较高、很高与极高 7 个等级。

并利用间接标化方法计算相应的标化 95% 可信区间，公式为：

$$95\% CI = O/E \pm 1.96 \sqrt{(O/E^2)}$$

公式中 O 为 10 年随访期内观察到的各年龄段实际病例数和（$O = \sum a_i$），E 为期望病例数（$E = \sum N_i \times l_i$，N_i 是相对风险类别中个体在每个年龄层中观察到的人年数，而 l_i 是该队列人群中观察到的 10 岁特定年龄的发病率）。

3. 模型应用

1）通过查阅文献确立所评估癌症的主要危险因素及相对危险度：选取资料时，尽可能选用基于评估地区人群、大样本的重大项目研究。如评估地区资料缺失或不充分，则由专家小组成员参考其他地区相关研究资料，讨论决定。

2）预测个体发病的相对危险度：根据上述公式计算出个体患病的相对风险。用个体患病的相对风险与其同性别年龄组一般人群比较，根据哈佛癌症风险指数工作小组制定的从显著低于一般人群到显著高于一般人群 7 个等级标准（表 18 - 2），确定个体的危险等级。

3）计算个体患病的绝对风险：相对风险乘以同性别年龄组一般人群某病的发病率，即可算出个体患病的绝对风险值。

四、技能训练报告

问题 1：试问建立风险评估模型的意义和作用。

大量研究结果证实，糖尿病的发生主要与生活方式有关，积极干预高危人群的生活方式可显著减少糖尿病的发生。因此，对高危人群进行早期筛查，通过健康教育和改变生活方式、控制风险因素，从而减少糖尿病的发生，具有十分重要的公共卫生学意义。该模型可用于健康管理系统及社区预防保健和健康教育。

问题 2：作者进行文献检索的目的是什么？通过文献检索要提取何指标？如何确定所得到的值？

①构建模型需要确定评估疾病的主要危险因素及其危险程度，而这些资料一般可通过两种途径得到，一是长期的大人群的队列研究，另一途径就是通过文献研究方法，从现有的相关研究中获得。因此，作者进行文献检索的目的是为了查找适合我国人群特点的糖尿病主要危险因素及其相对危险度。

②通过文献检索得到各种危险因素的 RR 值、不同性别及年龄人群暴露于某风险因素的比例。

③个体中存在的危险因素的相对危险度 RR_i 通过系统综述得到（通过 Meta－分析计算合计 RR 及其 95% 可信区间）；RR_c 由专家小组对某一风险的相对风险度达成共识的赋值。

问题 3：哈佛癌症风险指数是什么类型的风险指数？指数的大小有何意义？

哈佛癌症风险指数属于单因素加权指数，指数的大小代表某个体具有多少危险因素（或保护因素）时相对一般人群的危险大小（倍数），是一个综合的相对危险度。

问题 4：简述建立风险评估模型的步骤。

建立某疾病的风险评估模型一般需要以下步骤。

①文献检索，确定危险因素及其相应的危险度，以及不同人群的危险因素暴露率。

②通过专家共识，确定每个危险因素的基于共识的相对危险。

③确定数学模型。

④收集验证数据，进行模型拟合。

⑤模型评估，评价模型的预测能力。

⑥开发简易评估工具（必要时）。

问题 5：请解释各危险因素相对危险度的含义？并根据此信息设计一份简要的糖尿病风险评估信息调查表。

①如 $RR = 1.4$，指父母中 1 人或兄弟姐妹中有糖尿病史者相对于无糖尿病家族史者发生糖尿病的风险是其 1.4 倍，下同。

②调查表应包括以下几部分信息。

a. 人口学特征（年龄、性别、文化程度、职业、身高、体重、腰围等）。

b. 行为与生活习惯（吸烟、饮酒、饮食口味、精神压力等）。

c. 饮食频率调查，设计饮食频率调查表，调查饮食习惯。

d. 体力活动情况，可采用国际体力活动调查问卷（长卷或短卷）进行调查。

e. 家族史和疾病史。

f. 一般体检数据（血脂、血糖等）。

问题 6：请计算该男性与同性别年龄组一般人群比较，其患糖尿病的相对风险。如果该男性所在年龄组一般人群糖尿病发病率为 340/10 万，其今后 5 年糖尿病发病的绝对风险是多少？并说明其含义。

结合从文献中获得的同人群暴露于某危险因素的比例 P_n 和基于专家共识的特定危险因素的赋值 RR_c，以及该男子现有的危险因素情况，根据哈佛癌症风险指数模型的计算公式，可计算得到该男子的风险指数大小，如表 18 - 3 所示。

表 18 - 3　该男子的风险指数大小

危险因素	RR_i	RR_c	P_n	$\prod (RR_{11} * RR_{12})$	$P_1 * RR_{c1} +$ $(1 - P1) * 1.0$	$\prod (P_1 * RR_{c1} +$ $(1 - P_1) \times 1.0)$	RR
家族 1 人糖尿病史	1.4	1.4	0.06	28.661	1.024	3.879	7.387
双亲糖尿病史	1	3.8	0.00		1.000		
BMI≥24 kg/m²	1.6	1.6	0.24		1.144		
BMI>28 kg/m²	1	3.5	0.08		1.200		
WM (85~90 cm)	1.4	1.4	0.16		1.064		
WM (90~100 cm)	1	2.1	0.12		1.132		
WM (>100 cm)	1	2.8	0.09		1.162		
静坐方式	1	2.6	0.04		1.064		
体力活动不足	1.4	1.4	0.16		1.064		
肉食>200 g/d	1	1.3	0.23		1.069		
蔬菜水果少	1	1.2	0.26		1.052		
过量饮酒>4 杯/d	1	1.5	0.08		1.040		
吸烟	1.2	1.2	0.64		1.128		
血糖受损	3.2	3.2	0.02		1.044		
高血压史	1	1.6	0.17		1.102		
胆固醇>5.2 mmol/L	1	1.4	0.08		1.032		
甘油三酯>1.7 mmol/L	1.7	1.7	0.16		1.112		

RR = 7.39，表示该男子相比于同人群的一般人群来说，发生糖尿病的风险是一般人群的 7.39 倍。未来五年发生糖尿病的绝对风险为 7.39 × 5 × 340/10 万 × 100% = 12.56%。

问题 7：该男子的危险因素中，哪些是可改变的危因素？如果通过健康管理，该男子的可改变危险素降低到正常水平，其相对于一般人群的风险是多少？今后 5 年内糖尿病发病风险可降低多少？

由该男子的健康信息和危险因素情况可知，体质指数、体力活动不足及吸烟等是可改变的风险因素。若该男性将体质指数降到正常、增加体力活动并戒烟，则其风险可降到一般人群的：7.39/（1.6×1.4×1.2）=2.75 倍，即可下降至一般人群水平，其今后 5 年内糖尿

病发病风险可降为 $2.75 \times 5 \times 340/10$ 万 $\times 100\% = 4.68\%$。

问题 8：根据哈佛癌症风险指数工作小组制订的标准，定性该患者的风险等级。

由以上计算可知该男子的风险指数为 7.39，根据哈佛癌病风险指数工作小组制订的标准，该男子发生糖尿病的风险显著高于一般人群。

（郑国华）

技能训练十九　Rothman – Keller 风险指数模型应用

一、技能训练目的

通过对案例的学习与讨论，掌握 Rothman – Keller 风险指数的相关概念，熟悉 Rothman – Keller 风险模型构建方法、应用以及结果解释。

二、技能训练内容

Rothman – Keller 模型由 Rothman 和 Keller 等学者在 1972 年针对慢性病发病风险评估提出的评估模型。Rothman 和 Keller 根据慢性病的发病受多种危险因素影响的特点，在模型中引入危险分数的概念，同时对影响因素所表现出的独立作用和影响因素间所存在的相互作用，因此该模型有着相对普遍的应用。该模型根据各因素的相对危险度和暴露率计算基准发病比例，以危险得分的方式评估个体发病风险，在预测个体多因素疾病风险中得到广泛应用。

（一）模型相关参数

1. 相对危险度

相对危险度（RR）作为队列研究中的主要指标，其意义是暴露组的发病率和非暴露组的发病率之比，用来说明前者是后者的多少倍，表示暴露和疾病的关联强度。比值比（OR）是病例组的暴露比值与对照组的暴露比值之比，OR 的意义与 RR 基本相同，即暴露者发生某种疾病的危险性是非暴露者的多少倍。通常在病例对照研究中不能直接得到相对危险度，只能得到 OR，用 OR 值来估计相对危险度。一般情况下，对于发病率低于 5% 的疾病可直接用 OR 值代替 RR 值。如疾病发病率高于 5%，在用 OR 代替 RR 的过程中会发生偏差，需要对 OR 进行校正。公式如下：

$$RR = \frac{OR}{([1 - P_0] + [P_0 \times OR])}$$

相对危险度 RR（或 OR）一般可通过文献或研究获得，对于回归方程，也可通过下列方法转换而来。

$$\beta = \ln OR \quad （\beta \text{ 为偏回归系数}）$$

发病率可通过下列公式计算：

$$P = \frac{1}{1 + \exp\left[-(\beta_0 + \beta_1 X_1 + \beta_2 X_2 + \cdots + \beta_m X_m)\right]} = \frac{1}{1 + \exp\left[-(\beta_0 + \sum \ln OR_i X_i)\right]}$$

公式中 β_0 为常数项，常数项的意义为在不存在任何危险因素的情况下，某病发生的概率，是一种理想状态。一般可将发病率最低的地区的 P 值作为 P_0，并据此计算 β_0。通过查阅已发表的文献，可得到发生率最低地区的某病发生率。

模型参数的计算方法如下。

2. 基准发病比例

指具有最低危险因素的个体发病率与人群总发病率的比值，可通过以下公式计算。

$$P = \frac{1}{RR_1 \times P_1 + RR_2 \times P_2 + \cdots + RR_n \times P_n} = \frac{1}{\sum_{i=1}^{n} RR_i \times P_i}$$

$$P = 1 - PAR\%$$

其中，P_i：暴露某一水平危险因素的个体占全人群的比例；RR_i：暴露某一水平危险因素的相对危险度；$PAR\%$ 为人群归因危险度百分比（指总人群中归因于暴露部分的发病或死亡占总人群发病或死亡的百分比）。当疾病的发病率较低（<5%）时，可以用比值比 OR 值直接估算 RR 值。

3. 危险分数

是一个表达具有某危险/保护因素发病危险高/低于同类人群平均水平的度量值，是定量估计危险因素与疾病风险关系的重要指标。在疾病风险评估中，只有将危险因素转换成危险分数时才能定量分析危险因素与发病之间的数量依存关系。计算公式如下。

危险分数 = 基准发病比例 × 相对危险度

当平均危险分数为 1 时，表示个体发生某种疾病的概率相当于当地同类个体的平均水平。危险分数越高，危险越大，危险分数越低，危险越小。

4. 组合危险分数

是反映多种危险/保护因素并存下的综合危险程度，能够较好地反映各种危险或保护因素之间的联合作用。可用以下公式进行计算。

组合危险分数 $P_z = (P_1 - 1) + (P_2 - 1) + \cdots + (P_n - 1) + Q_1 \times Q_2 \times \cdots \times Q_m$

P_z：组合危险分数；P_i：大于等于1的各项危险分数；Q_i：小于1的各项危险分数。

计算组合危险分数时分两种情况：①当疾病危险因素只有一项时，其组合危险分数等于该评估疾病的危险分数；②当疾病危险因素有多项时，要考虑到每一项危险因素的作用，在计算组合危险因素时，将危险分数大于1.0的各项分别减去1.0后的剩余数值作为相加项分别相加，1.0作为相乘项；小于或等于1.0的各危险分数值作为相乘项分别相乘；将相乘项之积和相加项之和相加，就得到该疾病的组合危险分数。组合危险分数反映了个体相对于一般人群的某病发病相对风险。

5. 绝对发病风险（或发病危险）

表示存在多种危险/保护因素作用下发生某疾病的可能性。计算公式如下。

绝对发病风险 = 个体相对风险（组合危险分数）× 一般人群发病率

发病危险 = 人群总发病率×组合危险分数

（二）模型构建

通过调查或文献的评阅与分析，考察某病的主要危险因素，研究各危险因素与疾病的关系，确定归因危险度或相对危险度。在确定危险因素与疾病关系的基础上，应用数学模型方法，建立危险分数表，并根据个体情况计算组合危险分数以及个体发病概率，建立疾病的个体危险因素评价模型。基本步骤如下。

1. 计算基准发病比例

基准发病比例是具有最低危险因素的个体发病率与人群总发病率的比值。根据 Rothman 和 Keller 提出的计算公式计算。

$$基准发病比例 = \frac{1}{\sum_{i=1}^{n} RR_i \times P_i}$$

P_i：暴露某一水平危险因素的个体占全人群的比例。RR_i：暴露某一水平危险因素的相对危险度。由于研究的慢性病发病率一般都小于5%，可以用比值比代替相对危险度。也可通过人群归因危险度百分比（$PAR\%$）计算基准发病比例：基准发病比例 = $1 - PAR\%$。

2. 计算危险分数和组合危险分数

危险分数 = 基准发病比例×相对危险度。对于有多项危险因素的疾病，需计算组合危险分数：将危险分数 >1 的各项分别减去 1 的差作为相加项，危险分数 ≤1 的各项危险因素作为相乘项，将相加项和相乘项的结果相加，得到组合危险分数。

3. 计算发病危险

当 1 种疾病有多种发病因素时，需计算在组合危险分数下发生某疾病的危险。

发病危险 = 人群总发病率×组合危险分数

4. 计算绝对发病风险

绝对发病风险 = 个体相对风险×一般人群年龄别发病率（同类一般人群发病率）

三、技能训练资料

请仔细阅读案例材料，结合所学理论知识，回答相关问题。

肺癌是我国发病率和死亡率最高的癌症，给患者家庭和社会带来了巨大的经济负担，而预防发病是减少肺癌负担最直接的方法。疾病风险评估可预测发病风险、识别高危人群，指导个体特别是高危人群的生活行为，降低发病风险，是预防慢性病的重要手段之一。Rothman - Keller 模型根据各因素的相对危险度和暴露率计算基准发病比例，以危险得分的方式评估个体发病风险，近年来在预测个体多因素疾病风险中得到广泛应用。某研究者在收集有关肺癌的危险因素的基础上，应用 Rothman - Keller 模型建立肺癌的个体危险因素评价模型，用来预测个体发生肺癌的危险。并且通过预测降低危险的潜在可能，帮助个体建立健康的生活方式，降低发病危险。

该研究者通过文献的评阅与分析，采用循证医学的方法在肺癌的危险因素的研究中，确定吸烟、既往呼吸系统病史、家族肿瘤史、精神状况为影响肺癌发生的主要因素。

（一）吸烟与肺癌

根据文献资料进行 Meta 分析得到不同性别、年龄人群在不同吸烟状况下的危险分数（表 19-1 至表 19-4）。

表 19-1　不同性别者吸烟与肺癌的关系

	OR	95% CI	戒烟
男	3.31	2.88 ~ 3.80	1.32
女	2.52	2.01 ~ 3.18	1.51

表 19-2　不同性别每日不同吸烟量者发生肺癌 OR 值

吸烟量（支）	男		女	
	OR	95% CI	OR	95% CI
<10	1.31	1.12 ~ 1.53	1.23	0.89 ~ 1.68
10 ~	3.37	2.5 ~ 4.53	3.02	1.96 ~ 4.61
20 ~	7.83	3.80 ~ 15.04	6.25	5.20 ~ 8.24
30 ~	10.70	5.48 ~ 20.89		

表 19-3　不同年龄的男性吸烟和戒烟者的危险分数

年龄（岁）	基准发病比例	吸烟量（支/d）				戒烟量（支/d）*			
		<10	10 ~	20 ~	30 ~	<10	10 ~	20 ~	30 ~
15 ~	0.45	0.58	1.50	3.50	4.78	0.45	0.60	1.40	1.91
35 ~	0.36	0.47	1.21	2.80	3.83	0.36	0.48	1.12	1.53
45 ~	0.40	0.52	1.34	3.10	4.24	0.40	0.53	1.24	1.70
55 ~	0.45	0.59	1.51	3.50	4.79	0.45	0.60	1.40	1.92
65 ~ 69	0.51	0.66	1.71	3.96	5.42	0.51	0.68	1.59	2.17

注：* 指不同吸烟支数的人戒烟后的危险分数（下同）。

表 19-4　不同年龄的女性吸烟与戒烟者的危险分数

年龄（岁）	基准发病比例	吸烟量（支/d）			戒烟量（支/d）		
		<10	10 ~	20 ~	<10	10 ~	20 ~
15 ~	0.97	1.20	2.94	6.08	0.97	1.76	3.65
35 ~	0.97	1.19	2.93	6.06	0.97	1.76	3.64

续表

年龄（岁）	基准发病比例	吸烟量（支/d）			戒烟量（支/d）		
		<10	10 ~	20 ~	<10	10 ~	20 ~
45 ~	0.99	1.21	2.98	6.16	0.99	1.79	3.70
55 ~	0.93	1.15	2.82	5.83	0.93	1.69	3.50
65 ~69	0.89	1.10	2.69	5.57	0.89	1.61	3.34

（二）呼吸系统疾病史与肺癌

根据文献资料得到呼吸系统疾病 OR 值 2.28，人群归因危险度百分比为 0.17。

问题 1：请计算该因素的基准发病比例，并说明其含义。

问题 2：请计算有呼吸系统病史者的危险分数，并说明其含义。

（三）家族肿瘤史与肺癌

据资料可得家族肿瘤史的 OR 值为 1.79，人群归因危险度百分比为 0.1。

问题 3：请计算该因素的基准发病比例，并说明其含义。

问题 4：请计算有家族肿瘤史者的危险分数，并说明其含义。

（四）心理因素与肺癌

调查发现长期精神压抑者的 OR 值为 2.64，人群归因危险度百分比为 0.11，则基准发病比例为 0.89，危险分数为 2.36。

问题 5：请根据以上信息，建立 55 ~64 岁男性含有以上危险因素的肺癌危险分数。

应用 1：1 名 58 岁男性，每天吸烟 20 支，曾患支气管炎，无肿瘤家族史，性格开朗。

问题 6：根据以上结果计算其各危险因素的危险分数。

问题 7：计算其总危险分数。

问题 8：若根据《中国肿瘤登记年报》查得 55 ~60 岁男性肺癌发病率为 72/10 万，则该男子未来 1 年和未来 5 年的肺癌发病风险是多少？

问题 9：哪些因素为可改变因素？若该男子彻底改变该危险因素，则其总危险分数为多少？有何意义？

四、技能训练报告

（一）吸烟与肺癌

根据文献资料进行 Meta 分析得到不同性别、年龄人群在不同吸烟状况下的危险分数。

(二)呼吸系统疾病史与肺癌

根据文献资料得到呼吸系统疾病 OR 值 2.28，人群归因危险度百分比为 0.17。

问题 1：请计算该因素的基准发病比例，并说明其含义。

计算某因素的基准发病比例有 2 种方法，即相对危险度法和人群归因危险度法。本资料给出呼吸系统疾病史与肺癌的人群归因危险度百分比（PAR%），则可根据人群归因危险度法计算其基准发病率 P，$P = 1 - PAR\% = 1 - 0.17 = 0.83$。

含义：人群中无呼吸系统疾病史发生肺癌占总肺癌发病的百分比。即人群肺癌发病者中，无呼吸系统疾病史的占比为 83%。

问题 2：请计算有呼吸系统病史者的危险分数，并说明其含义。

根据危险分数的计算公式：危险分数 = 基准发病比例 × 相对危险度。已知该因素的相对危险度为 2.28，基准发病比例为 0.83，则其危险分数 = $0.83 \times 2.28 = 1.90$。

含义：相对于一般人群，有呼吸系统病史者发生肺癌的风险是其 1.9 倍。

(三)家族肿瘤史与肺癌

据资料可得家族肿瘤史的 OR 值为 1.79，人群归因危险度百分比为 0.1。

问题 3：请计算该因素的基准发病比例，并说明其含义。

方法同上步，其基准发病率可以用 1 − PAR% 计算，即 1 − 0.1 = 0.9。

含义：人群肺癌发病者中，无家族肿瘤史者占比为 90%。

问题 4：请计算有家族肿瘤史者的危险分数，并说明其含义。

计算方法同呼吸系统疾病史，有家族肿瘤史的危险分数 = 基准发病比例 × 相对危险度 = $0.9 \times 1.79 = 1.62$。

含义：相对于一般人群，有家族肿瘤史者发生肺癌的风险是其 1.62 倍。

(四)心理因素与肺癌

调查结果发现长期精神压抑者的 OR 值为 2.64，人群归因危险度百分比为 0.11，则基准发病比例为 0.89，危险分数为 2.36。

问题 5：请根据以上信息，建立 55～64 岁男性含有以上危险因素的肺癌危险分数。

根据问题 1~4 所提供的各危险因素的危险分数信息，可建立 55～64 岁男性含有以上危险因素的肺癌危险分数表（表 19-5）。

表 19-5　55～64 岁男性肺癌的危险分数表

危险因素	危险分数	危险因素	危险分数
吸烟（支/d）		呼吸系统疾病史	
不吸烟	0.45	无	0.83
<10	0.59	有	1.90

续表

危险因素	危险分数	危险因素	危险分数
10 ~	1.51	家族肿瘤史	
20 ~	3.50	无	0.90
30 ~	4.79	有	1.62
已戒烟*	0.59	长期精神压抑	
		无	0.89
		有	2.36

* 戒烟的危险分数为：1.32 × 0.45 = 0.59。

应用 1：1 名 58 岁男性，每天吸烟 20 支，曾患支气管炎，无肿瘤家族史，性格开朗。

问题 6：根据以上结果计算其各危险因素的危险分数。

对照表 1，该男子各危因素的危险分数为：吸烟 20 支为 3.5，有呼吸系统疾病史（支气管炎）为 1.9，无肿瘤家族史为 0.9，无长期精神压抑（性各开朗）为 0.89。

问题 7：计算其总危险分数。

根据该男子各危险因素的危险分数，以及组合危险分的计算公式可得，该男子的组合危险分数 =（3.5 - 1 + 1.9 - 1）+ 0.9 × 0.89 = 4.2。

问题 8：若根据《中国肿瘤登记年报》查得 55 ~ 60 岁男性肺癌发病率为 72/10 万，则该男子未来 1 年和未来 5 年的肺癌发病风险是多少？

根据绝对风险的计算公式，将危险分数与该年龄组男性人群的肺癌发病率相乘，即可得到该男子未来 1 年内发生肺癌的危险，在此基础上乘 5 则可得其 5 年发病风险。

1 年发病风险 = 4.2 × 72/10 万 = 302.4/10 万

5 年发病风险 = 5 × 4.2 × 72/10 万 = 1.51%

问题 9：哪些因素为可改变因素？若该男子彻底改变该危险因素，则其总危险分数为多少？有何意义？

由该男子所具有的危险因素可知，吸烟为该男子可改变危险因素。根据材料中表 19 - 3 数据可知，吸烟量大于 20 支/d 者若戒烟，其危险分数将由 3.5 下降为 1.4。所以，若该男子能戒烟，其危险分数分别为：1.4，1.9，0.9，0.89，总危险分数为：1.4 - 1 + 1.9 - 1 + 0.9 × 0.89 = 2.1。

即戒烟后该男子发生肺癌的危险降至原来的一半。

（郑国华）

技能训练二十 老年人跌倒风险评估

一、技能训练目的

老年人群是健康管理的重点人群，跌倒是老年人群中经常发生的不良综合征，健康服务与管理专业学生应了解社区老年人跌倒和衰弱的风险情况，掌握社区老年人群跌倒和衰弱风险的评估方法，为下一步进行风险干预提供依据。

二、技能训练内容与方法

跌倒已经成为我国 65 岁以上老年人因伤致死的首位原因。因受伤到医疗机构就诊的老年人中，一半以上是因为跌倒。老年人发生创伤性骨折的主要原因也是跌倒。跌倒是老年人常见的健康问题，据报道，每年约有 30% 的 65 岁以上的老年人发生跌倒，而且跌倒的发生比例随着年龄的增长而增加，80 岁以上的老年人跌倒的年发生率可高达 50%。截至 2018 年底，我国 60 周岁及以上人口为 2.4949 亿人，占总人口的 17.9%，65 周岁及以上人口约为 1.6658 亿人，占总人口的 11.9%。以此数据计算，我国每年约有 5000 万老年人至少发生一次跌倒。老年人跌倒是可以预防的，但老年人跌倒预防干预的前提是对老年人跌倒风险的评估，根据评估结果采取相应的干预措施，才可有效降低老年人跌倒的发生率，减轻老年人跌倒的损伤程度。

因此，老年人跌倒风险的评估是进行跌倒干预的基础和前提。所有老年人都应进行跌倒风险的评估，尤其是有跌倒史的老年人。评估内容如下所示。

（一）既往病史评估

既往病史是评估老年人跌倒风险的重要组成部分，应详细评估老年人的跌倒史（有无跌倒史，跌倒发生的时间、地点和环境状况，跌倒时的症状、跌倒损伤情况以及其他后果，有无害怕跌倒的心理）、疾病史（尤其关注帕金森病、痴呆、卒中、心脏病、视力障碍和严重的骨关节病等疾病）和服用药物史（老年人的用药情况，尤其关注与跌倒有关的药物服用）。

（二）综合评估

综合考虑引起老年人跌倒的危险因素，较为全面地评估老年人的跌倒风险，可用老年人跌倒风险评估工具（Fall Risk Assessment Tool，FRA）量表（表20－1）进行评估。

表20－1　老年人跌倒风险评估表

运动	权重	得分	睡眠状况	权重	得分
步态异常/假肢	3		多醒	1	
行走需要辅助设施	3		失眠	1	
行走需要旁人帮助	3		夜游症	1	
跌倒史			用药史		
有跌倒史	2		新药	1	
因跌倒住院	3		心血管药物	1	
精神不稳定状态			降压药	1	
谵妄	3		镇静、催眠药	1	
痴呆	3		戒断治疗	1	
兴奋/行为异常	2		糖尿病用药	1	
意识恍惚	3		抗癫痫药	1	
自控能力			麻醉药	1	
大便/小便失禁	1		其他	1	
频率增加	1		相关病史		
保留导尿	1		神经科疾病	1	
感觉障碍			骨质疏松症	1	
视觉受损	1		骨折史	1	
听觉受损	1		低血压	1	
感觉性失语	1		药物/乙醇戒断	1	
其他情况	1		缺氧症	1	
			年龄80岁及以上	3	

该量表包括对运动、跌倒史、精神不稳定状态、自控能力、感觉障碍、睡眠状况、用药史和相关病史等8个方面共计35个条目的评估，每个条目得为0～3分，总分53分。分数越高，表示跌倒的风险越大。结果评定标准：1～2分为低危，3～9分为中危，10分及以上为高危。完成该量表约耗时10～15 min。

（三）躯体功能评估

随着年龄的增长，老年人的各项生理功能都有减退。其中维持肌肉骨骼运动系统功能减退造成的步态协调性下降、平衡能力降低，以及老年人在视觉、听觉、前庭功能、本体感觉方面的下降，都增加了跌倒的风险。

1. 日常生活活动能力（ADL）评估量表（Barthel 指数）

该量表（表 20 – 2）包含了大便的控制、小便的控制、修饰（指洗脸、刷牙、刮脸、梳头等）、如厕、进食、床椅转移（指从床到椅子然后回来）、平地行走、上下楼梯、洗澡等 10 个条目，从完全依赖到完全自理计 0 分、5 分、10 分、15 分，部分条目完全自理计 5 分或 10 分，满分 100 分。得分越高，表明受检老年人的独立性越好，依赖性越小。ADL 能力缺陷程度的评定是：100 分为完全自理，75 ~ 95 分为轻度功能缺陷，50 ~ 70 分为中度功能缺陷，25 ~ 45 分为严重功能缺陷；0 ~ 20 分为极严重功能缺陷。

表 20 – 2　日常生活活动能力（ADL）评估量表（Barthel 指数）

项目	评分	标　　准	
小便	0	失禁或昏迷或需由他人导尿	
	5	偶有失禁（每 24 h < 1 次）	
	10	控制或无需帮助自行导尿	
修饰	0	需要帮助	
	5	自理（洗脸、梳头、刷牙、剃须）	
用厕	0	依赖他人	
	5	需部分帮助	
	10	自理（去和离开厕所、使用厕纸、穿脱裤子）	
进食	0	较大或完全依赖	
	5	需部分帮助（夹菜、盛饭）	
	10	全面自理（能进各种食物，但不包括取饭、做饭）	
转移	0	完全依赖他人（需 2 人以上或用提升机），无坐位平衡	
	5	需大量帮助（1 ~ 2 人，身体帮助），能坐	
	10	需少量帮助（1 人言语或身体帮助）	
	15	自理	
活动	0	不能步行	
	5	在轮椅上能独立行动（无需帮助并能拐弯）	
	10	需 1 人帮助步行（言语或身体帮助）	
	15	独立步行（可用辅助器，在家或病房周围，不是走远路）	
穿衣	0	依赖他人	
	5	需一半帮助	
	10	自理（自己系开纽扣，关、开拉锁和穿鞋）	
上下楼梯	0	不能	
	5	需帮助（言语、身体、手杖帮助）	
	10	独立上下楼梯（包括必须携带有效辅助器才能上楼者）	
洗澡	0	依赖	
	5	自理（无指导能进出浴池并自理洗澡）	
总评分			

2. 计时起立 - 行走测试（Times up and go test）

主要用于评估老年人的移动能力和平衡能力。受检者着舒适的鞋子，坐在有扶手的靠背椅上，身体紧靠椅背，双手放在扶手上。当检测者发出"开始"的指令后，受检者从靠背椅上站起，待身体站稳后，按照在尽可能快的走路形态向前走 3 米，然后迅速转身走回到椅子前，再转身坐下，靠在椅背上。检测者记录受检者背部离开椅背到再次坐下（靠到椅背）所用的时间，以 s 为单位。受检者在测试前可以练习 1～2 次，以熟悉整个测试过程。

1）所需材料与工具：一张有扶手的椅子和一个秒表。

2）评定方法：评定对象着平常穿的鞋，坐在有扶手的靠背椅上（椅子座高约 45 cm，扶手高约 20 cm），身体靠在椅背上，双手放在扶手上。在离座椅 3 米远的地面上贴一条彩条或划一条可见的粗线或放一个明显的标记物。当测试者发出"开始"的指令后，评定对象从靠背椅上站起，站稳后，按平时走路的步态向前走 3 米，过粗线或标记物处后转身，然后回到椅子前，再转身坐下，靠到椅背上。测试过程中不能有任何躯体的帮助。记录评定对象背部离开椅背到再次坐下（靠到椅背）所用的时间（s），以及完成测试过程中出现可能摔倒的危险性。

注意：在正式测试前，允许练习 1～2 次，以确保评定对象理解整个测试过程。

3）结果评定：<10 s：表明步行自如（评级为正常）；10～19 s：表明有独立活动的能力（评级为轻度异常）；20～29 s：表明需要帮助（评级为中度异常）；≥30 s：表明行动不便（评级为重度异常）。评分为 13.5 s（有人提出 14 s）表明受检者易于跌倒。

3. Berg 平衡量表（Berg Balance Scale，BBS）

Berg 平衡量表（表 20 - 3）被视为平衡功能评估的金标准。该量表要求受检者做出包括由坐到站、独立站立、独立坐下、由站到坐、床椅转移、双足并拢站立、闭眼站立、上臂前伸、弯腰拾物、转身向后看、转身 1 周、双足前后站立、双足交替踏台阶、单腿站立等 14 个项目，每个项目根据受检者的完成情况评定为 0～4 分，满分为 56 分。得分越低表明平衡功能越差，跌倒的可能性也越大。

表 20 - 3　Berg 平衡量表

项目	指令	评分标准
1. 由坐到站	受检者体位：患者坐于治疗床上。 测试命令：请站起来，尽量不要用手帮助。	4 分：不用手帮助即能够站起且能够保持稳定
		3 分：用手帮助能够自己站起来
		2 分：用手帮助经过几次努力后能够站起来
		1 分：需要较小的帮助能够站起来或保持稳定
		0 分：需要中度或较大的帮助才能够站起来

项目	指令	评分标准
2. 独立站立	受检者体位：站立位。 测试命令：请尽量站稳。	4分：能够安全站立 2 min
		3分：能够在监护下站立 2 min
		2分：能够独立站立 30 s
		1分：经过几次努力能够独立站立 30 s
		0分：没有帮助不能站立 30 s

注：如果受检者能够独立站立 3 min，则第 3 项"独立坐"得满分，继续进行第 4 项评定。

项目	指令	评分标准
3. 独立坐	受检者体位：坐在椅子上，双足平放在地上、背部要离开椅背。 测试命令：请将上肢交叉抱在胸前并尽量坐稳。	4分：能够安全地坐 2 min
		3分：能够在监护下坐 2 min
		2分：能够坐 30 s
		1分：能够坐 10 s
		0分：没有支撑则不能坐 10 s
4. 由站到坐	受检者体位：站立位。 测试命令：请坐下，尽量不要用手帮助。	4分：用手稍微帮助即能够安全的坐下
		3分：需要用手帮助来控制身体重心下移
		2分：需要用双腿后侧抵住椅子来控制身体重心下移
		1分：能够独立坐在椅子上但不能控制身体重心下移
		0分：需要帮助才能坐下
5. 床－椅转移	先在治疗床旁边准备一张有扶手和一张无扶手的椅子。受检者体位：患者坐于治疗床上，双足平放于地面。测试命令：请坐到有扶手的椅子上来，再坐回床上；然后再坐到无扶手的椅子上，再坐回床上。	4分：用手稍微帮助即能够安全转移
		3分：必须用手帮助才能够安全转移
		2分：需要监护或言语提示才能完成转移
		1分：需要一个人帮助才能完成转移
		0分：需要两个人帮助或监护才能完成转移
6. 闭眼站立	受检者体位：站立位。 测试命令：请闭上眼睛，尽量站稳。	4分：能够安全站立 10 s
		3分：能够在监护下站立 10 s
		2分：能够站立 3 s
		1分：闭眼时不能站立 3 s 但睁眼站立时能保持稳定
		0分：需要帮助以避免跌倒

项目	指令	评分标准
7. 双足并拢站立	受检者体位：站立位。测试命令：请将双脚并拢并且尽量站稳。	4 分：能够独立的将双脚并拢并独立站立 1 min
		3 分：能够独立的将双脚并拢并在监护下站立 1 min
		2 分：能够独立的将双脚并拢并独立站立 30 s
		1 分：需要帮助才能将双脚并拢但双脚并拢后能够站立 15 s
		0 分：需要帮助才能将双脚并拢且双脚并拢后不能站立 15 s
8. 站立位上肢前伸	受检者体位：站立位。测试命令：将手臂抬高 90°，伸直手指并尽力向前伸，请注意双脚不要移动。	4 分：能够前伸大于 25 cm 的距离
		3 分：能够前伸大于 12 cm 的距离
		2 分：能够前伸大于 5 cm 的距离
		1 分：能够前伸但需要监护
		0 分：当试图前伸时失去平衡或需要外界支撑

注：进行此项测试时，要先将一根皮尺横向固定在墙壁上。受检者上肢前伸时，测量手指起始位和终末位对应于皮尺上的刻度，两者之差为患者上肢前伸的距离。如果可能的话，为了避免躯干旋转，受检者要两臂同时前伸。

项目	指令	评分标准
9. 站立位从地上拾物	受检者体位：站立位。测试命令：请把你双脚前面的拖鞋捡起来。	4 分：能够安全而轻易地捡起拖鞋
		3 分：能够在监护下捡起拖鞋
		2 分：不能捡起但能够到达距离拖鞋 2~5 cm 的位置并且独立保持平衡
		1 分：不能捡起并且当试图努力时需要监护
		0 分：不能尝试此项活动或需要帮助以避免失去平衡或跌倒
10. 转身向后看	受检者体位：站立位。测试命令：双脚不要动，先向左侧转身向后看，再向右侧转身向后看。	4 分：能够从两侧向后看且重心转移良好
		3 分：只能从一侧向后看，另一侧重心转移较差
		2 分：只能向侧方转身但能够保持平衡
		1 分：转身时需要监护
		0 分：需要帮助及避免失去平衡或跌倒

注：评定者可以站在受检者身后，手里拿一个受检者可以看到的物体以鼓励其更好地转身。

项目	指令	评分标准
11. 转身一周	受检者体位：站立位。测试命令：请转一圈，暂停，然后在另一个方向转一圈。	4 分：两个方向能只用 4 s 或更短的时间安全地转一圈
		3 分：只能在一个方向用 4 s 或更短的时间安全地转一圈
		2 分：能够安全地转一圈，但用时超过 4 s
		1 分：转身时需要密切监护或言语提示
		0 分：转身时需要帮助

续表

项目	指令	评分标准
12. 双足交替踏台阶	受检者体位：站立位。 测试命令：请将左、右脚交替放到台阶—凳子上，直到每只脚都踏过4次台阶或凳子。	4分：能够独立而安全地站立且在20 s内完成8个动作
		3分：能够独立站立，但完成8个动作的时间超过20 s
		2分：在监护下不需要帮助能够完成4个动作
		1分：需要较小帮助能够完成2个或2个以上的动作
		0分：需要帮助以避免跌倒或不能尝试此项活动
先在受检者前面放一个台阶或一只高度与台阶相当的小凳子。		
13. 双足前后站立	受检者体位：站立位。 测试命令：（示范给受检者）将一只脚放在另一只脚的正前方并尽量站稳。如果不行，就将一只放在另一只前面尽量远的地方，这样，前脚后跟就在后脚足趾之前。	4分：能够独立地将一只脚放在另一只脚的正前方且保持30 s
		3分：能够独立地将一只脚放在另一只脚的前方且保持30 s
		2分：能够独立地将一只脚向前迈一小步且能够保持30 s
		1分：需要帮助才能向前迈步但能保持15 s
		0分：当迈步或站立时失去平衡
注：要得到3分，则步长要超过另一只脚的长度且双脚支撑的宽度应接近受检者正常的支撑宽度。		
14. 单腿站立	受检者体位：站立位。 测试命令：请单腿站立尽可能长的时间。	4分：能够独立抬起一条腿且保持10 s以上
		3分：能够独立抬起一条腿且保持5～10 s
		2分：能够独立抬起一条腿且保持3～5 s
		1分：经过努力能够抬起一条腿，保持时间不足3 s但能够保持站立平衡
		0分：不能够尝试此项活动或需要帮助以避免跌倒

4. Tinetti 步态和平衡测试量表（Tinetti Balance and Gait Analysis）

Tinetti 步态和平衡测试量表（表20-4）包括平衡和步态测试两部分，其中平衡测试包括坐位平衡、起身、试图起身、立即站起、站立平衡、轻推、闭眼—轻推、转身360°和坐下共计9个条目，满分16分；步态测试包括起步、抬脚高度、步长、步态连续性、步态对称性、走路路径、躯干稳定和步宽共计8个条目，满分12分，Tinetti 量表总满分28分。测试得分越低，表明跌倒的风险越高。结果评定标准：＜19分为跌倒高风险，19～24分为存在跌倒风险。完成量表的测试约需5～10 min。

表20-4　Tinetti 步态和平衡测试量表

（1）平衡部分　老人坐在有扶手的硬板凳上

	评估标准	
坐位平衡	在椅子上倾斜或滑动	=0
	能安全稳定独坐	=1

	评估标准	
从椅子上站起来	不能独立完成	= 0
	用手帮助下完成	= 1
	不用手帮助完成	= 2
试图从椅子上站起来	不能独立完成	= 0
	大于一次以上的尝试才能完成	= 1
	一次完成	= 2
站起来前 5 s 的平衡	不能稳定	= 0
	在助行器或其他支持下能稳住	= 1
	可以独立站住	
站立平衡	不能稳住	= 0
	能稳住但需要较大支持面和支持	= 1
	正常站立	= 2
轻推（患者双脚尽可能靠拢站立，用手轻推 3 次）	要摔倒	= 0
	摇晃，需要抓东西，或自己以稳定	= 1
	可以稳住	= 2
闭眼（同上一姿势）	不能稳住站住	= 0
	能稳住站住 10 s	= 1
转身 360°	转身动作不连贯	= 0
	连贯	= 1
	不稳，摇晃，抓东西	= 0
	稳定完成	= 1
坐下	不安全（距离判断不准，摔倒椅子上）	= 0
	用手帮助或动作不连贯	= 1
	安全连贯完成	= 2
平衡得分		

（2）步态部分 老人在检查者带领下，在室内以正常速度和快速的方式行走

	评估标准	
步行启动时的步态	启动时犹豫不决或多次尝试	= 0
	不犹豫	= 1
步长与步高	摆至步	= 0
	左侧脚摆过右侧	= 1
	右侧脚摆过左侧	= 1

	评估标准	
足廓清	足下垂	= 0
	左足廓清	= 1
	右足廓清	= 1
双侧对称性	左右步长不等	= 0
	左右步长一样	= 1
步行连续性	有停顿，步行不连贯	= 0
	基本流畅	= 1
按路径	与指定路径有偏差	= 0
	轻度的偏差或使用步行辅助具	= 1
	不使用辅助具按指定的路径行走	= 2
躯干	躯干倾斜或使用步行辅助具	= 0
	没有倾斜但是前屈，膝关节或者后背需要双手帮助支撑	= 1
	没有倾斜，没有前屈，不使用辅助具	= 2
步行时的足跟位置	双侧足跟分开	= 0
	双侧足跟正常距离	= 1
步态得分		
平衡得分		
总分		

5. 功能性伸展测试（FRT）

通过对受检者上肢水平向前伸展能力的测试来评定其体位控制和静态平衡能力。受检者双足分开站立与肩同宽，手臂前伸，肩前屈90°，在足不移动的情况下测量受检者前伸的最大距离。前伸距离 <7 英寸（17.78 cm）提示跌倒风险高。

（四）环境评估

不良的环境因素是引起老年人跌倒的重要危险因素。我国老年人的跌倒有一半以上是在家中发生的，家庭环境的改善尤其是进行居家适老化改造可以有效减少老年人跌倒的发生。要进行个性化的居家适老化改造，首先需要对家庭环境进行评估。所有有老年人的家庭都需要进行家庭环境的评估，建议使用居家危险因素评估工具（Home Fall Hazards Assessments，HFHA）（表20-5）进行评估。该评估工具包括对居室内的灯光、地面（板）、厨房、卫生间、客厅、卧室、楼梯与梯子、衣服与鞋子、住房外环境等9个方面危险因素条目的评估。

表 20－5 居家危险因素评估工具

序号	分类	评估内容	评估结果
1	室内灯光	居家灯光是否合适	□是 □否
2		楼道与台阶的灯光是否明亮	□是 □否
3		电灯开关是否容易打开	□是 □否
4		在床上是否容易开灯	□是 □否
5		存放物品的地方是否明亮	□是 □否
6	地面（板）	地面是否平整	□是 □否
7		地面上是否放置杂乱的东西	□是 □否
8		通道上是否没任何电线	□是 □否
10	卫生间	在浴缸或浴室内是否使用防滑垫	□是 □否
11		洗刷用品是否放在容易拿到的地方	□是 □否
12		在马桶周围、浴缸或淋浴间是否有扶手	□是 □否
		是否容易坐在马桶上和从马桶上站起来	□是 □否
13	厨房	是否不用攀爬、弯腰或影响自己的平衡就可很容易取到常用的厨房用品	□是 □否
14		厨房内灯光是否明亮	□是 □否
15		是否有良好的通风设备来减少眼睛变模糊的危险性	□是 □否
16	客厅	是否可以容易从沙发椅上站起来	□是 □否
17		过道上是否放置任何电线、家具和凌乱的东西	□是 □否
18		家具是否放置在合适的位置，使您开窗或取物时不用把手伸得太远或弯腰	□是 □否
19		窗帘等物品的颜色是否与周围环境太相近	□是 □否
20	楼梯、台阶、梯子	是否能清楚地看见楼梯的边缘	□是 □否
21		楼梯与台阶的灯光是否明亮	□是 □否
22		楼梯上下是否有电灯开关	□是 □否
23		每一级楼梯的边缘是否安装防滑踏脚	□是 □否
24		楼梯的扶手是否坚固	□是 □否

序号	分类	评估内容	评估结果
25	老人衣服和鞋子	是否穿有防滑鞋底的鞋子	□是　□否
26		鞋子是否有宽大的鞋跟	□是　□否
27		在房里以外的地方是否穿的是上街的鞋子而不是拖鞋	□是　□否
28		穿的衣服是否合身和没有悬垂的绳子或褶边	□是　□否
29		是否坐着穿衣	□是　□否
30	住房外面	阶梯的边缘是否已清除标明	□是　□否
31		阶梯的边缘是否有自粘的防滑条	□是　□否
32		阶梯是否有牢固且容易抓的扶手	□是　□否
33		房子周围的小路情况是否良好	□是　□否
34	卧室	室内是否有安全隐患，如过高或过低的椅子、杂乱的家居物品等	□是　□否
35		室内有无夜间照明设施？是否可以在下床前开灯	□是　□否
36		是否容易上、下床	□是　□否
37		卧室内是否有电话	□是　□否
38		如果您使用拐杖或助行器，它们是否放在您下床前很容易够得着的地方	□是　□否
	"是"得1分，"否"不得分，得分总值越大，说明居家环境越安全		

（五）心理评估

焦虑、沮丧及害怕跌倒的心理状态都增加了跌倒发生的风险，对老年人的跌倒心理进行评估也有积极的意义。

国际版跌倒效能量表（Falls Efficacy Scale – International，FES – I）（表20 – 6）主要测定老年人在不发生跌倒的情况下，对从事简单或复杂身体活动的担忧程度。该量表包含室内活动和室外活动2个方面，共包含16个条目。采用1~4级评分法，总分为64分。测定的总分得分越高，表明跌倒效能越强。

表 20 - 6 国际跌倒效能量表（Falls Efficacy Scale - International，EFS - I）

项目	请选择最符合自身情况的选项			
	1 不关注	2 一点关注	3 颇关注	4 极度关注
指导语：我们现在要问一些关注自身可能跌倒的问题．以下每项活动，请想象若要是你做这个活动的时候，关注自己会因此跌倒的程度。若是你现在没在做这项活动（如有人帮你买菜），请想象你若是现在要做这项活动，关注跌倒的程度。				
1. 家居清洁	☐	☐	☐	☐
2. 穿脱衣服	☐	☐	☐	☐
3. 煮饭	☐	☐	☐	☐
4. 洗澡、淋浴	☐	☐	☐	☐
5. 买东西、购物	☐	☐	☐	☐
6. 从椅子上站起来/坐下	☐	☐	☐	☐
7. 上/下楼梯	☐	☐	☐	☐
8. 在家附近行走	☐	☐	☐	☐
9. 拿高过头顶/捡地上的东西	☐	☐	☐	☐
10. 赶着接电话	☐	☐	☐	☐
11. 走在湿滑的地面上	☐	☐	☐	☐
12. 拜访亲友	☐	☐	☐	☐
13. 在人很挤的地方走	☐	☐	☐	☐
14. 走在崎岖不平的路上（如：保养不善或没铺砌之路面）	☐	☐	☐	☐
15. 上/落斜坡	☐	☐	☐	☐
16. 出去参加活动，如去活动中心、家庭聚会	☐	☐	☐	☐
得分				
总分为 64 分，测定的总分得分越高，表明跌倒效能越强。				

三、技能训练报告

通过学生对老人的观察、调查以及简单的测量，写出对该老人跌倒风险的评估报告（表 20 - 7），说明其各项功能，分析跌倒风险，并针对影响因素提出预防或干预的措施。

表 20 - 7 跌倒风险评估记录报告

姓名：_____ 年龄_____ 住址_____ 日期_____

评估项目	评估工具	结果及依据	
既往史评估	问卷		
综合评估	老人跌倒风险评估工具		
躯体功能评估（可选）	日常生活活动能力		
	计时起立—行走测试		
	Berg 平衡量表测试		
	Tinetti 步态和平衡测试量表		
	功能性伸展测试		
环境评估	居家危险因素评估工具		
心理评估	跌倒效能量表		
综合结果			
建议			

（郑国华）

技能训练二十一　老年人运动风险评估

一、技能训练目的

运动是良药，适宜运动可以给人们的身体健康带来益处，但运动本身在健康促进、预防和治疗一些慢性病的过程中，尤其是在较大强度运动时，也存在一些潜在风险。健康管理者在掌握科学的运动知识和运动安全注意事项基础上，需要进一步熟悉老年人群运动前风险评估的基本方法和流程，了解运动前风险评估的监督和建议，预防或避免老年人群运动风险的发生。

二、技能训练内容

运动（规律的体力活动）能够降低静坐少动带来的不利影响，给人们带来全面而广泛的健康益处，这一点已成为广泛共识。然而，运动在带来健康益处的同时也会带来包括心源性猝死和急性心肌梗死在内的严重心血管事件和与运动相关的骨骼、肌肉、关节损伤，尤其是已诊断为或有隐匿性心血管疾病的静坐少动者参加较大强度运动时，这些心血管事件的风险会大大增加。为了在运动中最大限度地获得益处、规避风险，进行运动风险筛查（或称运动前健康筛查）是十分重要的。其基本流程包括：

①确定当前体力活动水平。
②确定潜在的心血管疾病、代谢疾病和肾脏疾病的体征和症状。
③鉴别确诊心血管疾病和代谢性疾病。
④危险分层。

三、技能训练方法

（一）评估过程

1. 确定当前体力活动水平或初始运动强度

一般可采用体力活动准备问卷（PAR－Q）（表21－1）进行评估。

表 21 -1   体力活动准备问卷（PAR - Q）—整体健康问卷（2014 版）

是	否	回答问题时最好依据你的一般感觉。请仔细阅读并诚实回答每一个问题：选择是或否。
☐	☐	1. 医生是否曾经告诉过你患有心脏病或者高血压？
☐	☐	2. 你休息时、日常活动时或运动时是否感觉到胸痛？
☐	☐	3. 在近 12 个月内，你是否因头晕失去平衡而跌倒或出现过意识障碍？但如果是因为过度通气（包括剧烈运动时过度通气）导致的头晕请选择"否"。
☐	☐	4. 你是否被诊断出其他需要药物治疗的慢性疾病（除心脏病和高血压外）？若是，请列出：___ _____
☐	☐	5. 你是否规律服用慢性病的药物？若是，请写出药物名称和所治疗的疾病_____
☐	☐	6. 你最近（或近 12 个月内）是否存在骨、关节或软组织（肌肉、韧带或肌腱）的问题？若是，请列出相关问题：_____但如果曾经有过但不影响现在的体力活动/运动，请回答"否"。
☐	☐	7. 医生是否说过你应该在医务监督下活动？

对于 PAR - Q 中的 7 个问题，如果答案都是否定的，那么个体处于低风险水平，不需要进行健康问题的细节调查，一般来说是安全的，可以参加中低强度的体力活动/运动。

对一个或多个问题，如果回答了"是"，需要进一步回答"疾病补充问题"，并进行进一步评估。疾病补充问题包括 10 个大问题、31 个小问题，具体见表 21 - 2。

表 21 - 2   体力活动准备问卷—疾病补充问题问卷

1. 你是否患有关节炎、骨质疏松或腰背部疾病？如果上述问题存在，请回答 1a ~ 1c，如果选择"否"请跳至问题 2。
1a. 你的健康问题通过用药或其他处方的治疗方法很难控制？（如果不是规律服药或其他治疗方法，请回答"否"）
1b. 你是否存在引起疼痛的健康问题，近期骨折或因骨质疏松或癌症导致的骨折，椎体异位（如：腰椎滑脱），和/或峡部裂、部分缺失（脊柱背侧骨性环状结构缺损）？
1c. 你是否注射过类固醇或连续服用类固醇药物超过 3 个月？
2. 你是否患有任何类型的癌症？如果上述问题存在，请回答 2a ~ 2b，如果选择"否"，请跳至问题 3。
2a. 你的肿瘤是否为以下几类：肺/支气管、多发性骨髓瘤（浆细胞肿瘤）、头和颈部肿瘤？
2b. 你的肿瘤是否经规律治疗（如化疗或放疗）？
3. 你是否患有心脏或心血管疾病？（包括冠状动脉疾病、心衰、心律失常）如果上述问题存在，请回答 3a ~ 3d，如果选择"否"，请跳至问题 4。
3a. 你的健康问题通过用药或其他处方的治疗方法很难控制？（如果不是规律服药或其他治疗方法，请回答"否"）
3b. 你是否存在需要药物治疗心律失常？（如：房颤、室性早搏）
3c. 你是否有慢性心衰？

3d. 你是否已被诊断为冠状动脉（心血管）疾病并且近 2 个月没有参加规律的体力活动？
4. 你是否患有高血压？如果上述问题存在，请回答 4a ~ 4b，如果选择"否"，请跳至问题 5。
4a. 你的健康问题通过用药或其他处方的治疗方法很难控制？（如果不是规律服药或其他治疗方法，请回答"否"）
4b. 无论是否服药，你是否出现过安静血压等于或超过 160/90 mmHg 的情况？（如果安静血压不详，请回答"是"）
5. 你是否患有代谢性疾病？（包括 1 型糖尿病、2 型糖尿病或糖尿病期）如果上述问题存在，请回答 5a ~ 5e，如果选择"否"，请跳至问题 6。
5a. 你是否很难通过饮食、药物或其他处方的治疗方法控制血糖？（如果不是规律服药或其他治疗方法，请回答"否"）
5b. 你是否经常在运动或日常体力活动时出现低血糖症状？低血糖症状包括：发抖、紧张、易怒、多汗、头晕或头重脚轻、神智不清、难以说话、乏力或嗜睡。
5c. 你是否出现一些糖尿病并发症的症状或体征，如心脏或血管疾病，影响眼、肾或足部和脚趾感觉的并发症？
5d. 你是否存在其他代谢疾病（如：妊娠相关糖尿病、慢性肾脏病或肝病)？
5e. 你近期是否计划参与较高（剧烈）强度的运动？
6. 你是否患有精神问题或学习障碍？（包括阿尔兹海默病、痴呆、抑郁焦虑症、进食困难、精神障碍、智力残疾或唐氏综合征）如果上述问题存在，请回答 6a ~ 6b，如果选择"否"，请跳至问题 7。
6a. 你的健康问题通过用药或其他处方的治疗方法很难控制？（如果不是规律服药或其他治疗方法，请回答"否"）
6b. 你是否同时患有腰背部问题影响神经或肌肉？
7. 你是否患有呼吸系统疾病？（包括慢性阻塞性肺疾病、哮喘、肺动脉高压）如果上述问题存在，请回答 7a ~ 7d，如果选择"否"，请跳至问题 8。
7a. 你的健康问题通过用药或其他处方的治疗方法很难控制？（如果不是规律服药或其他治疗方法，请回答"否"）
7b. 医生是否说过你安静或运动时的血氧水平下降，或指出你需要吸氧？
7c. 如果患有哮喘，你是否经常出现胸闷、哮鸣音、呼吸困难、持续咳嗽（大于 2 天/周），或在过去的 1 周内使用急救药物超过 2 次？
7d. 医生是否说过你有肺动脉高压？
8. 你是否患脊髓损伤疾病？（包括四肢瘫痪和截瘫）如果上述问题存在，请回答 8a ~ 8c，如果选择"否"，请跳至问题 9。

8a. 你的健康问题通过用药或其他处方的治疗方法很难控制？（如果不是规律服药或其他治疗方法，请回答"否"）
8b. 你是否经常出现低血压而引起明显的头晕、头重脚轻或晕倒？
8c. 医生是否指出你存在一过性血压升高（被称作自主神经功能异常）？
9. 你是否患过中风？（包括一过性脑缺血发作或脑血管事件）如果上述问题存在，请回答 9a～9c，如果选择"否"，请跳至问题 10。
9a. 你的健康问题通过用药或其他处方的治疗方法很难控制？（如果不是规律服药或其他治疗方法，请回答"否"）
9b. 你是否存在行走或活动障碍？
9c. 最近 6 个月你是否罹患过中风或神经肌肉损伤？
10. 你是否患有以上没有列出的疾病或患有两个及以上疾病？如果问题存在，请回答 10a～10c，如果选择"否"，请阅读第 5 页的建议。
10a. 近 12 个月内你是否因头部外伤而出现头晕、晕倒或意识丧失，或近 12 个月内被诊断过脑震荡？
10b. 你是否患有上述未列出的疾病（如癫痫、神经系统疾病或肾脏疾病）？
10c. 你是否持续存在两种或更多健康问题？

有任何一个"疾病补充问题"回答"是"者可判断为运动高风险人群，需要进一步咨询专家并进行相关评估。

2. 确定潜在的心血管疾病、代谢疾病和肾脏疾病的体征和症状

（1）潜在心血管疾病评估

可采用美国心脏学会（AHA）/美国运动医学会（ACSM）健康/体适能机构的运动前筛查问卷（表 21－3）进行评估。

表 21－3　AHA/ACSM 健康/体适能机构的运动前筛查问卷

通过如实陈述下列问题评价你的健康状况		
病史 你曾经有过		
——一次心脏病发作	是□	否□
——心脏手术	是□	否□
——心脏导管插入术	是□	否□
——经皮冠状动脉成形术（PTCA）	是□	否□
——起搏器/植入式心脏除颤/复律器	是□	否□
——心瓣膜疾病	是□	否□
——心力衰竭	是□	否□
——心脏移植	是□	否□
——先天性心脏病	是□	否□

通过如实陈述下列问题评价你的健康状况	
症状	
——在用力时有过胸部不适	是□　否□
——有过不明原因的呼吸困难	是□　否□
——有过头晕眼花、晕倒或眩晕	是□　否□
——有过脚踝肿胀	是□　否□
——有过因为快而强的心跳而导致感觉不适	是□　否□
——正在服用治疗心脏病的药物	是□　否□
其他健康问题	
——有糖尿病	是□　否□
——有哮喘或其他肺部疾病	是□　否□
——短距离行走时，你的小腿有发热或抽筋的感觉	是□　否□
——有限制体力活动的肌肉、骨骼问题	是□　否□
——关心过运动的安全性	是□　否□
——正在服用处方药	是□　否□
——怀孕了	是□　否□
心血管危险因素	
——男性≥45 岁	是□　否□
——女性≥55 岁	是□　否□
——吸烟，或戒烟不足 6 个月	是□　否□
——血压≥140/90 mmHg	是□　否□
——不知道自己的血压	是□　否□
——正在服用降压药	是□　否□
——血浆胆固醇≥200 mg/dL	是□　否□
——不知道自己的血浆胆固醇水平	是□　否□
——有一个近亲有心脏病或做过心脏手术	是□　否□
（其中父亲或兄弟≤55 岁，目前或姐妹≤65 岁）	
——很少进行体力活动	是□　否□
（如每周运动 <3 天，每天 <30 分钟）	
——体质指数（BMI）≥30 kg/m^2	是□　否□
——糖尿病前期	是□　否□
——不知道是否处于糖尿病前期	是□　否□

对于表 21 -3 中心血管危险因素的判断标准，可参考表 21 -4。

表 21 - 4　心血管疾病危险因素及判断标准

危险因素	判断标准
年龄	男性≥45 岁，女性≥55 岁
家族史	心肌梗死、冠状血管重建、父亲或其他男性近亲 55 岁前猝死；母亲或其他女性近亲 65 岁前猝死
吸烟	吸烟或戒烟不足 6 个月或吸二手烟
静坐少动的生活方式	至少 3 个月没有参加每周至少 3 天，每天不少于 30 分钟的中等强度体力活动
肥胖	体质指数≥30 kg/m^2，或男性腰围 >102 cm，女性腰围 >88 cm
高血压	收缩压≥140 mmHg 和/或舒张压≥90 mmHg，至少需要两次测量确定，或正在服用降压药
血脂异常	低密度脂蛋白（LDL）胆固醇≥130 mg/dL（3.37 mmol/L），高密度脂蛋白（HDL）胆固醇 < 40 mg/dL（1.04 mmol/L），或正在服用降脂药。血清总胆固醇≥200 mg/dL（5.18 mmol/L）
糖尿病前期	空腹血糖受损（IFG），即空腹血糖≥100 mg/dL（5.5 mmol/L）并且≤125 mg/dL（6.94 mmol/L）；或葡萄糖耐量受损（IGT），即口服葡萄糖耐量试验（OGTT）2 小时血糖≥140 mg/dL（7.77 mmol/L）并且≥199 mg/dL（11.04 mmol/L），至少需要两次测量确定
负性危险因素	判断标准
高密度脂蛋白（HDL）胆固醇	≥60 mg/dL（1.55 mmol/L）

（2）心血管疾病、代谢疾病和肾脏疾病的体征和症状评估

心血管疾病、肺部疾病和代谢疾病的症状和体征见表 21 - 5，需要结合临床病史或专业医生的判断。

表 21 - 5　心血管疾病、肺部疾病、代谢性疾病的典型症状和体征

胸部不适
头晕、昏厥或眩晕
心律失常
服用心脏病类药物
双侧踝关节水肿
异常的呼吸困难（在休息时，低强度运动或卧位时）
短距离行走时小腿发热或痉挛的感觉
疼痛，胸部、颈部、下颌、手臂或其他部位因缺血引起的不适

3. 鉴别确定心血管疾病、肺部疾病、代谢性疾病

需要鉴别的心血管疾病、肺部疾病、代谢性疾病见表21 - 6。

表21 - 6 心血管疾病、肺部疾病、代谢性疾病

1. 心血管疾病	2. 肺部疾病
心脏疾病	慢性阻塞性肺疾病
外周动脉疾病	哮喘
脑血管疾病	间质性肺病
心脏病发作或心力衰竭	肺囊性纤维化
心脏手术或移植史	
心导管检查史	3. 代谢性疾病
冠状动脉腔内成形术史	糖尿病（1型或2型）
心脏瓣膜病	肾脏或肝脏疾病
先天性心脏病	甲状腺疾病
起搏器/植入式心律转复除颤器	

4. 危险分层

（1）结果分析

评估的重点是心血管疾病、肺部疾病和代谢性疾病，这些是最重要的，但不是唯一的。表21 - 6列出了心血管疾病、肺部疾病、代谢性疾病。如果个体有任何一种疾病，他将被归为高风险类别；如果没有，则继续询问是否存在心血管疾病、肺部疾病、代谢性疾病的主要症状或体征（表21 - 5），如果存在，也属于高风险类别，在开始运动前需要进一步评估。如果不存在心血管疾病、肺部疾病或代谢性疾病的病史，也无相应的症状和体征，可以进行动脉粥样硬化性心血管疾病（CVD）危险因素评估（表21 - 4）。评估个体是否存在表21 - 4中列出的任何危险因素，并统计危险因素的数量。如果个体的高密度脂蛋白胆固醇 > 1.55 mmol/L，提示属于心血管疾病的负危险因素，则危险因素数量减少1个。如果个体危险因素少于2个，属于低风险；如果存在2个及以上危险因素，则属于中等风险。

对于不明确或者不易获得的CVD危险因素，应把它视为危险因素（糖尿病前期除外）。如果糖尿病前期的诊断标准缺失或不知道，以下条件满足的个体，糖尿病前期视为危险因素：①年龄≥45岁，体质指数（BMI）≥25 kg/m²；②年龄<45岁，体质指数（BMI）≥25 kg/m²，并且有其他糖尿病前期人群CVD危险因素（如糖尿病家族史）。

此外，部分个体参加运动时还需要考虑其他危险因素，涉及怀孕、肌肉骨骼问题、药物的副作用及担忧运动的安全性等问题，保证运动计划更加适宜、更加安全。

（2）危险分层

个体危险分层（图21 - 1）涵盖了病史、症状、体征和危险因素等方面。通过评估个体每一项疾病、症状或危险因素，确定其风险水平。一般地，如果个体PAR - Q有一个或多个

问题的答案为"是"。或对 AHA/ACSM 运动前筛查问卷有阳性的回答，则需要进一步评估个体的风险水平（过程见图 21－1），并确定是否需要专业的医务监督，以及是否需要做运动测试。

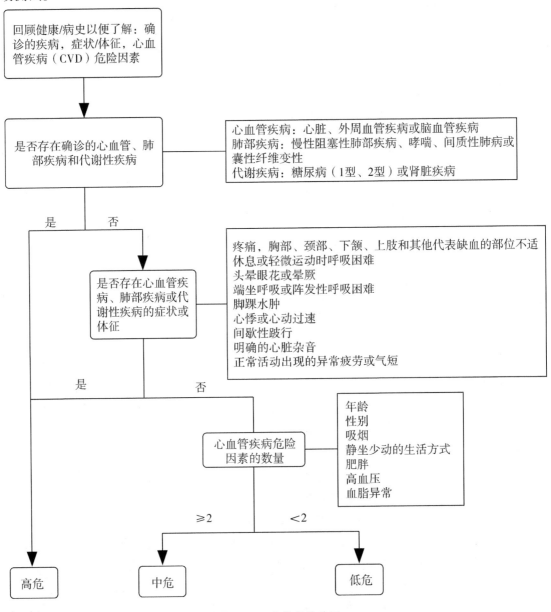

图 21－1　个体危险分层

（二）案例分析

案例1

女性，56 岁，社交吸烟（10~20 支），每周饮酒 1~2 次，通常在周末。身高 160 cm，体重 56.4 kg，BMI（体质指数）＝22 kg/m²，RHR（安静心率）＝76 次/min，RBP（安静血压）＝118/72 mmHg，总胆固醇＝178 mg/dL（4.6 mmol/L），LDLC（低密度脂蛋白胆固

醇）=98 mg/dL（2.54 mmol/L），HDLC（高密度脂蛋白胆固醇）=67 mg/dL（1.68 mmol/L），FBG（空腹血糖）未知。每周参加2~3次运动。无自觉症状。双亲在世，且均身体健康。

案例2

男性，64岁，不吸烟，身高178 cm，体重98.2 kg，BMI=31.0 kg/m²，RHR=62次/min，RBP=128/84 mmHg，总胆固醇=184 mg/d（4.77mol/L），LDLC=106 mg/dL（2.75 mmol/L），HDLC=44 mg/dL（1.14 mmol/L），FBG未知。每周步行2~3次，每次步行3.2~48km。父亲患有2型糖尿病，67岁死于心脏病发作。母亲健在，无心血管疾病，无用药史。无自觉症状。

案例3

女性，56岁，不吸烟，身高162.6 cm，体重49.1 kg，BMI=18.5 kg/m²，RHR=61次/min，RBP=114/62 mmHg，总胆固醇=174 mg/dL（4.51 mmol/L），胰岛素注射后血糖正常。7岁时诊断为1型糖尿病。每周3次有氧舞蹈课，每周步行4次，每次约45 min。无自觉症状。双亲体健，且无心血管病史。

请根据危险分层流程图及标准进行评估和危险分层，并进行分析。

四、技能训练报告

1. 案例危险分层表

根据运动风险评估流程和内容，结合案例的具体情况，可得到以下危险分层情况（表21-7）。

表21-7　案例危险分层表

	案例1分析	案例2分析	案例3分析
确诊的心血管、肺部和代谢性疾病	无	无	有：诊断为1型糖尿病
主要症状和体症	无	无	无
心血管危险因素			
年龄	有	有	有
家族史	无	有	无
正在吸烟	是	否	否
静坐少动的生活方式	否	否	否
肥胖	否	是	否
高血压	否	否	否
高胆固醇血症	否	否	否

续表

	案例 1 分析	案例 2 分析	案例 3 分析
负性危险因素	有，HDL > 1.55 mmol/L	无	无
糖尿病前期	未知，年龄和无肥胖	未知，年龄和肥胖	诊断为 1 型糖尿病
总结	无确诊疾病 无相关症状/体征 1 个 CVD 危险因素	无确诊疾病 无相关症状/体征 3 个 CVD 危险因素	已经诊断为代谢性疾病
危险分层	低危	中危	高危

2. 结果分析

案例 1、2 个体均不存在确诊的心血管、肺部和代谢性疾病，也不存在主要症状和体征。在心血管危险因素中，两者年龄均已超过，案例 1 吸烟，案例 2 的 BMI > 30 kg/m²，为肥胖，因此两人各具备 2 项 CVD 风险因素，两人的糖尿病前期均未知，但根据"对于不能明确或不易获得的 CVD 危险因素，应将其记为危险因素（糖尿病前期除外），如果糖尿病前期的判断标准缺失或不知道，那么对满足以下条件的人应将糖尿病前期记为危险因素：年龄≥45 岁，体质指数（BMI）≥25 kg/m²；年龄 < 45 岁，BMI≥25 kg/m²，并有其他糖尿病前期人群 CVD 危险因素（如糖尿病家族史）"的原则，案例 2 的个体年龄≥45 岁，且其 BMI≥25 kg/m²，将其危险因素增加 1 个，记为 3 个；而案例 1 个体的 HDLC > 1.55 mmol/L，是负性危险因素，可以减少一项危险因素，因此其危险因素为 1 个。因此，根据危险分层流程，案例 2 的危险分层为中危，而案例 1 的危险分层是低危。案例 3 诊断为 1 型糖尿病可直接划分为高危人群。

（郑国华　王婷婷）